人生很難，就想活成喜歡的樣子

1095 day

1094 day

1093

just as the way I……

吳東軒

獻給

所有因病所苦的你

contents

Part 3
開一次刀解決不了的，就再開一次

Part 4
有可能重拾正常的人生嗎？

專文推薦 1

人生真的很難，
但是我們都會好好的

——臺大公共衛生系博士．《當他生病的那一天》作家 Karen22

當時收到編輯邀請撰寫推薦序的時候，我一看到疾病的名稱「神經纖維瘤症候群第 2 型，NF2」，我在電腦前脫口而出，怎麼是這麼罕的病。

在我過去的工作中，曾經受一家國外的藥廠委託，要評估台灣「神經纖維瘤症候群第 2 型」的治療需求和新藥上市機會，這樣的計畫需要訪問有經驗的治療專家和病友，希望從專家得到現在台灣診斷的現狀、診斷的困難和對未來治療方式的期待。NF2 因為太罕，基層的醫師或是一般沒有經驗的神經科、骨科、復健科醫師或是中醫師，對於不明的疼痛真的會有延遲診斷的可能；而缺乏藥物治療，病患能不能有手術或是放射治療的機會，也都影響病患存活的機會和生活品質。對於病友，則希望了解他們求醫的歷程以及對治療的想法。

我記得這個計畫進行了幾個月就喊停，其中一個原因是我們找不到適合或願意受訪的病友。這是個發生率四萬分之一的罕見疾病，會因為一直反覆復發的腫瘤影響中樞神經或其他神經肌肉系統，病友有很大的機率會有行動、視力或聽力的困難。此外，罹患罕病也是一個不願意讓人多知道的原因。另外一個計畫停下來的原因是，研發中的新藥臨床試驗宣告失敗，整個計畫也就沒有再繼續下去的理由了，對，沒有藥，是個沒有藥的疾病。

這就像是，你在診斷後就知道，你總有一天會等到你的時鐘停在一個時刻，而在這中間，你和你的摯愛親友的人生都還在前進。有時想一想，是不是不要診斷比較好？我們就這樣自在生活，追你的夢想，體驗人生的挫折，去愛，也失戀，然後再往前過每一天。

我從這本作品裡第一次認識東東，跟著他的敘事，自己和自己的自言自語、自問自答，自嘲或是偶爾的自怨自艾，到遇見天使，在疾病的過程和家人也和自己和解，我忽然覺得，東東應該就是在我和兒子小安因為三期淋巴癌每天跑醫院住院或治療的那幾年裡面，一直住在我們隔壁床的那個大哥哥。你知道的，大哥哥通常不多話，他靜靜地跟著護理師完成每個治療、推病床做檢查，安靜的做術前準備，然後和老父親上手術室、進加護病房、再安全的回到普通病房。夜半的儀器或點滴規律的聲音，會伴隨大哥哥低聲地和女友電話的聲音，總是報喜不會報憂，問他什麼，他都說還好沒有問題。啊，是很心疼的，心疼能夠這樣平心靜氣前，是要有多少的未知、疑惑、埋怨、憤怒，如果不能好好和自己對話，不能有可以攜手相伴的親友摯愛，不能有一個活下去的動力或是想做的事，還和疾病共存的每一天會多麼痛苦？

謝謝東東告訴我們，是的，會有未知、疑惑、埋怨、憤怒和不甘心，但是他想要過得好，他想要把每一天（不論是手術前倒數的 1095 天，或是每一次手術等價交換身體的一些部分後的時刻）過成喜歡的樣子，他想要和天使牽手再往前走，他想要再繼續做很多選擇。

謝謝東東，你讓我從一開始閱讀時，看到你沒有被及時診斷的憤怒，憤怒到我一度不知道如何寫下去。到跟著每個章節，跟上你每一次跟自己的對話，這些對話或許稱不上療癒、甚至有些絮絮叨叨，但是就是有讓人跟著你，一起靜下來的力量，能夠自言自語然後自己找到解答和方向，真的是人生最大的天賦禮物之一。

人生真的很難，但我相信你和天使都會好好的。我們相信，我們都會好好的。

自在生活，追你的夢想，體驗人生的挫折，去愛，也失戀，然後再往前過每一天。

專文推薦 2

對生命的獨特透視與豁達

林口長庚腦神經外科 盧郁仁教授

最近這幾年接觸了不少NF2病友，東東是我印象最深刻的一位。

首先講一下 NF2 的病友們，我常常覺得老天爺給他們這麼大的一個難題，身上有神經的地方都有機會長出腫瘤，偏偏這些腫瘤都是良性，不像癌症那麼致命，卻又無法根治；防不勝防也煩不勝煩，每過一段時間就冒出一顆，輕則壓迫神經造成疼痛難耐，重則壓迫腦部或脊髓重要區域，讓神經外科醫師冒著生命風險拆除炸彈（醫師也冒著生命風險，每次手術過程醫師心跳加速程度類似 F1 車手成熟 5G 橫向離心力，當然我們絕不承認）。

神經外科醫師因為見多了生老病死，彼此就有一種黑色幽默，我的老師當年教我的時候，常常說 NF2 病友就像一顆蘋果樹，身上不斷的結了一顆顆果實，等到那棵果實成熟的時候，我們神經外科醫師就得去把它摘除。難過的是，因為是神經瘤，每摘一顆果實，他們就失去一些功能，大部分是從聽力開始，有時候是肢體感覺或肌力，有時是顏面神經麻痺。

由於 NF2 絕大部分都是良性腫瘤，在手術技術成熟，放射科技進步以及健保制度的幫助下，現在 NF2 的病友常常可以和這個疾病共存很久。因為他們往往年輕就發病，卻一輩子要面對這個反反覆覆的治療，反反覆覆的拆除炸彈過程，使得 NF2 病友對於人生常常顯出有一種獨特的透視感，我其實很難具體形容。不是哪種豁達，而是超齡的成熟懂事。

也許他們常常要面對下一次回診是不是又要再開刀，所以可能會一種如果只剩明天可以活，我要做什麼？對我愛的人說什麼？甚至好像是明天是世界末日，那我今天要吃什麼的那種獨特幽默感。

也因為這樣，我常常覺得 NF2 的病人其實長得很漂亮（當然我是不可能這樣直接稱讚東東的啦，男生這樣稱讚太噁心了，我說其他 NF2 的女病友好了），而且他們蠻聰明的，甚至格外聰明，是懂事的聰明。你看，即使罹患基因突變相關的疾病，NF2 病人常常有深愛他們的人生另一半，並且共組家庭喔（各位陽光宅男請加油！），我想一定是他們的懂事體貼讓他們的靈魂看起來特別美麗。

最後，我要特別恭喜東東完成了他人生第一本書，相信未來還會有第二本、第三本，甚至第 N 本，直到他不想再寫的時候，以暢銷書作家的身份退休。私心覺得東東在行銷以及管理的專業是非常傑出的，特別能幫助人釐清及規劃方向，應該有機會再出一本相關的書籍。哈哈。好啦，希望各位讀者好好享受這本書！

如果只剩明天可以活，我要做什麼？對我愛的人說什麼？

作者序

這不是勵志書，
而是真實人生

作者 吳東軒

「我不想寫勵志書，」我跟眼前的編輯說。

這天是平日的周間下午，我們約在台北市政府捷運站一出來旁，位於地下室的一間咖啡廳。會認識這位編輯，是因為這次見面前幾個月的一次小專案合作，那次我作為斜槓工作者接受她的專題報導訪談。她說，自從那次合作後，就一直記得我的故事。

「好，那就不要勵志，好好把故事講出來就好。」她回我，「有些故事，就算只是很平實地說出來，也很有力量。」

我開始試著寫，有時會跟她討論內容和撰寫方式，某次我傳了一篇參考文章給她看，她提醒：「那樣寫會很有說教感喔，要避免。」、「說教容易使人反感，這本書中盡量不要出現這樣的色彩。」

知道自己有病已經八年了，確診為罕見疾病患者之後，偶爾確實會想到，假設哪一天有機會把我的故事說出來，我會怎麼去說這個故事？這次真的有這個機會了，我想全部寫出來。寫書跟平常寫臉書貼文不一樣，臉書貼文很短，一則頂多幾百到一、兩千字，每次都只能講一小部分；而寫書，有更多的篇幅讓我可以更完整地訴說。平常就有書寫的習慣，常常寫臉書貼文，偶爾也會寫部落格，要把故事寫出來並不難。難的是要寫得好看，好看之外還要感動，感動之餘還要有點啟發，而且一定要真實，不能煽情狗血，也不要勵志，不能說教。

從第一篇文章下筆開始算，我總共用了大約六周的時間，約六萬字來完稿這個故事。

全書分成四個章節，第一章寫知道自己生病的過程、作為一個病人的心情與感受、生病實際的影響。

第二章主要寫感情，知道有病之後心境上的變化、遇到天使安琪拉的過程和後續的發展。

第三章寫的是治療，多次開刀的過程和體驗，做一個病人的辛苦、無奈、痛苦，這是我寫起來最難受的一個章節；以及，第四章作為一個中場回顧。

曾經跟編輯討論過，作為全書最後一章需要做個總結，但我無法做人生的總結，畢竟人生還在繼續，能做的是這本書的總結。我的有病人生剛走完上半場，中場休息時做個回顧與總結，找到繼續應對下半場的策略與態度。

書寫的過程中，最難的部分是情緒。為了把這個故事寫出來，我得讓自己一段又一段地重新回憶那些時日，曾經很茫然、或很痛苦、或很悲傷的片刻。編輯總說我寫得太快了，但這之於我是一種不得不，當我為了準備寫某個章節而把自己重新浸泡在那段回憶中，滿滿的情緒湧現，我會再次陷進去，沒辦法活在眼前的當下，所以必須趕快寫出來寫完釋放，才能把自己拉回現實。

這是我的故事，不是文學創作，不是真實故事改編，就是我這幾年的真實，裡頭發生的每一件事情、說的每一句話，都是真的。

我也常在想，未來會看著這本書的人會是誰呢？翻著書的你是怎樣的人？基於怎樣的原因拿起這本書閱讀？

如果你跟我一樣，是個有病的人，應該會在很多段落深有共鳴，例如生病的心情、面對世界的感受、治療的過程……等。如果你的情況是身邊親友有人有病，那這本書應該會增加你對他們的了解。病人的心情跟一般人有些不同，如果缺乏了解，有時候真的會難以同理病人的需求：有時候需要被照顧，有時候需要被陪伴，有時候只是需要被理解。

如果上述你都沒有，那就……看個精采動人的好故事，然後想想自己人生，也許會有點啟發。

1095 day

1094 day

1093

Part

1

原來我有病

i feel pain only

i feel pain only

i feel pain only

當只剩下痛

1 - 1

半夜一點多，通常是好夢正酣的時候，對我來說也曾經是如此。不過有時候我會忽然在這時間睜開眼，然後看看手機上的時間，跟自己說：「哇，一點多了，今天醒得比較晚，狀況算還不錯。」接著嘗試移動僵麻的身子下床，做一些伸展或熱敷讓身體熱起來，來舒緩腰痛，大概半小時後可以再次躺上床。但大約再 40 分鐘到一小時後會再度痛醒，接著再來一次同樣的循環，直到天亮。

狀況好的時候每次可以睡上 1 ～ 3 小時，一個晚上只會痛醒 2 ～ 3 次；狀況不好的時候，每次睡 20 ～ 40 分鐘，一個晚上會痛醒 8 ～ 10 次。從 2007 年底至今，我已經度過超過七百個像這樣被疼痛反覆糾纏的夜晚。

2007 年中退伍時，我 25 歲，緊接著就出社會開始上班，當時依然保持著當兵時養成的習慣：跑步。當兵時是憲兵，每天早上跟傍晚都會各跑一次三千公尺。上班後雖然沒有跑得那麼精實，但也大約每兩～三天會跑上一次。在當時租屋處旁邊的林森公園，就是欣欣秀泰影城、晶華酒店旁邊那個林森公園，每次跑，是繞著公園跑兩圈。

然後突然有一天，印象中應該是 2007 年的年底，在跑步時感覺到一陣腰痛。腰痛沒什麼特別，當下覺得也許是熱身做不夠，拉傷了，沒怎麼理它；但慢慢地，腰痛變成在睡覺的時候痛，而且愈來愈痛。白天的時候一切正常，毫無感覺，但晚上睡著後就會痛醒。痛的種類很多變化，有時候是僵硬痛、有時候是抽痛、有時候是絞痛……都是睡到一半時才會痛，痛醒後，就得花時間舒緩它才能再度入睡，但不過幾小時後又會再度痛醒，嚴重影響睡眠。

醫生幫我照了 X 光，「這沒什麼問題，應該只是以前的舊傷或姿勢不良」。於是開了肌肉鬆弛劑給我，吃了一陣子不痛了，我也以為就是這麼一回事。幾個月後，它又回來了，依然是白天的時候沒事，晚上睡覺時痛醒，提前吃止痛藥會好一點，可以睡更久一些才痛醒；換了一家醫院看，醫生依然表示大概就是姿勢不良而已，還是開肌肉鬆弛劑給我吃。

我不了解，姿勢到底有多不良？為什麼會這麼痛？痛這麼久？看了幾次西醫都只得到一樣的說法和處置。朋友介紹我去看中醫，看推拿師傅也找整骨師傅，基本上常見的處置方式都做了。每一種相關的腰痛病症我都懷疑過，從症狀來看不像是閃到腰，也不像骨刺，倒有點像椎間盤突出，也非常像僵直性脊椎炎。照過好幾次 X 光，也照過超音波，但每個醫生都說我應該只是姿勢不良或舊傷造成。

去網路上大推的中醫診所做了針灸，晚上依然痛醒。找了朋友超推薦的師父推拿，大概可以舒服兩小時，但晚上睡著後，也還是痛醒。整骨也做過，不同的整骨師傅都說過我的骨盆是歪的，而且脊椎有點右偏。連氣功師父也找了，每位師傅都表示他們找到我的病根，說得言之鑿鑿又信誓旦旦，在他們的處置之後我就會有感好轉，但到晚上睡著後，依然夜夜痛醒。

猛吃一陣子肌肉鬆弛劑之後，有時候腰痛突然就消失了，但幾個月或一年之後，它又會出現。我完全不知道為什麼會痛，也不知道為什麼有時候又不痛了，總之日子就這麼過著。然後它又發作了，而且這次發作得很不得了，吃肌肉鬆弛劑毫無用處，連白天也會痛。疼痛程度也加劇。相比之下，幾年前剛發作時的腰痛程度，只能說是不太舒服，而這次真的很痛，雖然痛的地方只有腰，但任何會牽動到腰部肌肉的動作都會痛，例如張開嘴、轉頭、伸手……

第一次體驗到什麼叫做痛到不能吃東西，從張嘴到咀嚼到吞嚥，每個動作都會痛。夜晚大約每睡著半小時就會痛醒，醒來後全身處在很僵硬的狀態，必須花一些時間把身體再度熱開。做一些伸展，或是沖熱水澡，等身體熱起來後，疼痛減緩才能再度入睡；然後過半小時再度痛醒，整個過程再重複一次。也第一次了解「痛」跟「痛苦」的差別，痛就只是痛而已，持續不斷且看不到盡頭的痛，是痛苦。

感覺就像活在地獄裡，也有點像希臘神話中普羅米修斯受到的處罰，日復一日重複著一樣的痛苦。那段時期一天大約要吃8～10顆止痛藥才能過活，最常吃的止痛藥是普拿疼，有時也會搭配成分是布洛芬的消炎止痛藥。我當然知道每天這樣大量地吃下成藥應該很傷身，可是在那個狀態下已經沒有辦法思考，除了痛沒有別的感覺。

吃了這麼多止痛藥還是很痛，吃藥只是為了讓自己至少還能動。因為連張開嘴巴都痛，所以也很難進食，平常一餐要吃兩碗飯的我，吃不到半碗就不想再吃了。那次發作，在三個月內瘦了十幾公斤。我的身高是 178 公分，平常體重大約是 72 ~ 75 之間，那時體重掉到只剩 5 開頭，還見到了已多年不見的兩排肋骨。張嘴也會痛，就很懶得講話，幾乎任何動作都痛，於是也不太活動；除了硬吃止痛藥撐著去工作之外，其餘時間幾乎什麼事也不做，儲備著精力準備迎接每天晚上的地獄。

睡前先吃兩顆止痛藥，盡快讓自己睡著，大約半小時後會第一次痛到醒過來，開始伸展、動一動，好一點點之後趕快再睡。隨著痛醒的次數，疼痛也會慢慢累積，愈來愈痛，因應的方法除了抓時間補吃止痛藥之外，到夜晚中段只靠伸展也已經不足以舒緩，至少要沖熱水澡，或用熱水袋熱敷，才能好一點點。最痛的時候通常會落在凌晨四點到五點之間，可能因為那是體溫最低的時間吧。

很神奇的，在度過一個又一個這樣的夜晚時，有時我會有一種感覺，一種跟當下情況非常不和諧的感受。

總是無法一夜好眠，一覺到天亮根本不可能，明明應該是又累又餓又痛的我，心情應該是要生氣難過無奈的我，不確定是不是一種保護機制，但總之，在一個又一個這樣醒來的夜晚之中，我卻感覺夜晚很美，儘管我很痛，但夜很美。萬籟俱寂的夜晚很美，靜下來慢下來的城市很美，大家都在夢鄉中的夜晚很美，儘管我也許正痛著在地上打滾，但那依然不減損夜的美。非常神奇，不知道為什麼在那樣的情況下，我卻有可以欣賞夜之美的情懷。看來就算是自己的心，有時候也真的很難理解。

等到我終於找到答案，知道究竟是什麼原因讓我如此腰痛，已經是在腰痛纏身整整九年之後，在夜晚痛醒數千次、吞下數千顆止痛藥之後：在跑過好幾家醫院、看過好幾位醫生、做過各種對我都無效的針灸、推拿、整骨之後，才終於在中壢某醫院的神經內科中找到答案。之所以能找到答案，是因為我還有腰痛之外的問題。

但走到這裡也只是找到答案而已，還要再過兩年，再經歷幾次手術開刀，我才終於擺脫腰痛，再度可以一覺到天亮。

萬籟俱寂的夜晚很美，靜下來慢下來的城市很美，大家都在夢鄉中的夜晚很美，儘管我也許正痛著在地上打滾。

rare disease
rare disease
rare disease

原來是罹患率四萬分之一的罕病

1 - 2

「你這個年紀耳中風？聽力掉這麼多有點怪怪的，我們做個檢查好了」。我在健保聯合門診中心的耳鼻喉科，眼前這位醫生看起來年紀跟我差不多。這時是 2014 年的八月，我剛結束兩年澳洲打工度假回到台灣沒多久。

剛出社會時的工作是業務，海空運進口貨物承攬業（俗稱 forwarder）的業務。每天工作就是一直打電話開發新客戶，當時慣用左耳聽電話，但在 2008 年的某一天，開始覺得聽得有點辛苦後，發現右邊能聽得比較清楚，就調整了一下慣用邊，沒有想太多。

生活中常有人說，我好像沒聽到他們叫我或跟我講話，但我本來就會在專注後進入自己的世界，一專心起來就可以把耳朵關掉。學生時期甚至可以在麥當勞念書，還是那種有兒童遊戲區吵吵鬧鬧的麥當勞。直到在澳洲的某一天，當時在一間水果包裝廠工作，工廠裡包裝輸送帶隨時都在運作，也一直有堆高機來來去去，總是轟隆隆地很吵雜。某一次，耳朵癢挖耳朵的時候發現，怎麼整個世界忽然安靜了下來？這才發現自己左右耳的聽力天差地遠，右邊還算正常，但當摀住右耳只用左邊聽的時候，幾乎要在耳邊大吼我才能聽見。不過在澳洲看醫生很貴，於是決定等回台灣後再去檢查。

2014年的六月底回到台灣，安頓得差不多之後去掛了耳鼻喉科門診，選擇去台北車站對面公園路上的健保聯合門診中心，就是更久以前的公保大樓。幫我看診的是一位白髮蒼蒼的醫生，他聽完我的描述，檢查了一下我的耳朵，表示可能是暫時性的耳中風，先安排了進一步的聽力檢查，也開了藥讓我回去吃一陣子看看反應再說。

兩周後回診，變成眼前這位看起來跟我年紀差不多大的醫生，看完聽力檢查結果之後表示：「你這個年紀耳中風？左耳幾乎完全聽不到，這年紀聽力惡化成這樣有點怪怪的，我們做個MRI（核磁共振成像）好了。」這是我的MRI初體驗，躺平被送進一台機器裡面，大約半小時不能動，檢查過程中會被插一針往體內打的顯影劑。機器運作起來非常吵所以一定要戴耳塞，但這時候的我還覺得很新奇，不知道做MRI會成為我未來的日常。

再次回診看檢查結果的那一次，依然是這位跟我年紀差不多大的醫生，他看完片子後說：「你的頭裡面有一顆腫瘤，腫瘤不算很大，但它壓到你的左邊聽神經，這就是你左邊聽力消失的原因。」接著他建議我到專科去看診，於是幫我轉診到台大醫院腦神經外科。看診結束離開前，他拿了一張紙寫下「NF2」，他說：「你有可能是這個病，可以先查一查。」

這是我第一次聽到 NF2 這個名詞，但醫生講得雲淡風輕，態度一派輕鬆，我依然沒有想太多，覺得不過就一顆小腫瘤嘛，也許吃個藥、照個什麼雷射就好了。

身為一個懶惰又天真的病人，我回家後並沒有先查查 NF2，依然一派輕鬆覺得應該沒什麼事。反而是老爸聽到我腦中有腫瘤嚇到了，他聽到「腫瘤」兩個字就覺得不可輕忽，決定要跟我一起去台大的腦神經外科看診，現場聽聽醫生怎麼說。

然後終於來到那一天，讓我的人生從此不一樣的那一天。台大醫院腦神經外科的醫生一邊看著我的 MRI，我一邊跟他說之前的看診經歷，也提到上一個醫生說我有腫瘤，但腫瘤沒有很大只是壓到聽神經……

醫生打斷我：「什麼沒有很大？它很大！而且直接壓在腦幹上！」

這次看診是在中山南路上的台大醫院院區，我一直不喜歡踏進醫院大樓，無論大廳有多明亮，天井有多高聳，總是有一種很沉重的感覺。我想起母親白血病發時兩度進出竹圍馬偕醫院，只是第二次是蓋著白布出來；大舅是在台大醫院嚥氣的，嚥氣的幾分鐘前我就站在他病床旁邊。外公、奶奶、阿姨，也都在過世前，和醫院有過一段或長或短的緣分。但沒想到，我才是家中那個和醫院有最多緣分的人。

我一邊消化著醫生剛剛說的那幾句話，看他一邊看著片子一邊說出更多：

「腫瘤很大顆，一點也不小，超過 4 公分！」

「不只一個，右邊還有個小的，上面也有一個……有很多顆。」

「你右邊的聽力正常？這邊也有，應該也不太好。」
「這是NF2，多發性神經纖維瘤第二型，可以回去多查資料。」
「英文閱讀可以吧？英文的資料比較多，中文的可以不用看。」
「結婚了嗎？嗯……這個建議是絕育，會遺傳。」

儘管只是幾句話，聽在我耳裡則是連串的資訊轟炸，資訊的重量也遠超乎預期；但不能發呆，這不是發呆的時候，消化等回家再說，先把需要弄清楚的問題問清楚。

「有什麼治療方式嗎？」
「這個大小……化療已經沒什麼效果了，應該只能開刀。」

「聽說有一種治療叫做『放射線治療』？」
「那就是化療。」

「電療？」
「這個大小用電療頂多讓它不再長。」

「如果開刀會有什麼風險？」

「腫瘤壓著你的腦幹，開刀風險蠻大的，可能會癱瘓。」

「那如果就放著不管會怎樣？」
「嗯……繼續壓著你的腦幹，也可能會癱瘓。」

「為什麼會有這個瘤？我做什麼或不做什麼，會對它有什麼影響嗎？」
「這是基因導致的，應該是……都不會有什麼差別。」

醫生一直很專注地看著我的MRI，一張一張片子不斷切換著看，從他專注思考的樣子，和他回答我問題時緩慢又謹慎的口氣來評估，我認為他覺得這很棘手，可能他並沒有很高的把握。然後，我問了最後一個問題，想要快點結束這回合，讓我逃離這個沉重的現場。

「那我可以就放著不管，未來持續追蹤檢查？」
「可以，這種腫瘤通常長得很慢，之後再追蹤再說吧。」

走出台大醫院，一路上老爸都沒跟我說話，我甚至不記得那天是晴天還是陰天，不記得那時是上午還是下午，只記得醫院門口有一組志工與憨兒正在叫賣「熊米屋」手工餅乾，然後下一刻，我皮夾中所有的鈔票都沒了，取而代之的是一個裝著滿滿餅乾的塑膠袋。錢錢沒有不見，它只是變成了一種發洩。

沒想到，我才是家中那個和醫院有最多緣分的人。

it feels like
it feels like
it feels like

1 - 3 有病是怎樣的感覺？

看電影或追劇的時候，有時會看到一種鏡頭畫面：中間的主角人物不動，但旁邊的景物都在拉遠後退，這是透過鏡頭焦段變化造成的視覺效果，專業術語叫做「滑動變焦」（Dolly Zoom）。這通常是在電視電影裡面才會看到的效果，現實生活中應該看不到。在台大醫院的那一天．醫生不但正式確診我是 NF2 患者，而且腦瘤位置很不好，開刀不開刀都可能會癱瘓的那一天，在我結束看診踏出診間時，我感覺滑動變焦出現在我的現實裡。

我在剛踏出診間的醫院走廊上，老爸在我旁邊，走廊上還有很多其他等待看診的病人及家屬，以及走來走去的醫護人員。儘管我沒有動，但感覺到身邊的一切都在離我遠去。聲音離我愈來愈遠，身旁的所有吵雜聲變得又低又悶；人們也離我愈來愈遠，景物也愈來愈模糊。這感覺就只發生在幾秒鐘內，接著就記憶空白，跳接的下一刻已經是我站在醫院大門口，手上拿著一整袋熊米屋餅乾。

多年前有一部電影〈一路玩到掛〉，輕鬆有趣但談的是嚴肅的生死議題。電影中提到一個「悲傷的五個階段」，這是由精神科醫生伊莉莎白．庫伯勒．羅絲（E. Kubler-Ross）所提出的模型，也被稱為「庫伯勒．羅絲模型」。

它談的是當人們遇到災難性的重大悲傷事件時，例如發現自己有絕症，或是失去至親，或是被裁員資遣，可能會經歷五個獨立的階段，如果用我的情況來舉例，大概會是這樣：

1：否認 —— 不對吧，可能檢查報告錯了，醫生錯了，我這麼年輕健康，才沒有病。

2：憤怒 —— 為什麼是我？我明明都有捐款給慈善機構，平常也有扶老太太過馬路！

3：討價還價 —— 老天你既然要讓我有病，那就在其他地方給我點補償，讓我中個樂透！

4：沮喪 —— 我就爛命一條，發票每期都不會中卻會得罕見疾病。

5：接受 —— 我就有病。

這模型只能做為參考，是羅絲醫生在自己從醫生涯中觀察到的一些通例。但不是定律，所以不表示每個人都會經歷一樣的過程。

以我來說，1、2、3 階段都不明顯，我幾乎沒有經歷過否認階段。以我對自己的觀察，發現並不只在這件事情上，我似乎是一個可以快速接受現實的人，人生中經歷過的各種大小事情都是如此。當事情來到眼前，首先我會釐清，一旦確認了就接受，通常都沒有否認階段。

至於憤怒這情緒是一定有的，但沒有特別區分出完整的憤怒階段，它散在日常生活中，例如又因病遇到一些很煩人的事時。比方每次去醫院回診都要等很久；或是趕搭車但因為不能跑只能走，所以錯過班次；或因病遇到一些明顯感覺到人生不公平的時刻，以及因它而來的巨大痛苦時，我會生氣。

但生氣也很難持久，根本氣不了幾分鐘。這絕對不是因為我脾氣好，最主要的原因，我認為是沒有生氣的對象，要對誰生氣呢？生病不是我的錯，並不是因為我哪裡做不好所以得了罕病，所以當然不會氣自己。生病已經很慘了，如果還要對自己生氣那也太可憐了點。對家人生氣嗎？我的病是來自基因突變，不是來自遺傳。這是機率問題，也不是爸媽的錯，要怎麼對他們生氣？而且，就算是遺傳，難道就是爸媽的錯了嗎？他們也遺傳了很多好東西給我，這功過要怎麼相抵？對老天生氣嗎？

我並不算是無神論者，但我不相信神有那麼閒來管人間各種大小事。我比較認為神大概就是規則制定者，然後放手看事情自然發展發生。我會生病可能只是機率運作的結果，這就像去賭場玩吃角子老虎機，輸了難道要對賭場生氣？想一想，最應該背負責任的就是我的基因，還有機率，但要怎麼對基因跟機率生氣？對看不到摸不著的東西生氣很難持久，通常氣幾分鐘，就覺得還是算了。再加上也沒有討價還價的階段，原因跟生氣這部分有點像，是因為沒有對象。

討價還價總要有個對象吧，沒有對象要跟誰討？

「庫伯勒．羅絲模型」在我身上不太符合，假設把我的經歷也解釋成一種模型，那「東東模型」比較簡單，只有三個階段：

1. 消化：理解和弄清楚整件事情的全貌以及未來影響；
2. 規劃：開始針對現況＆未來影響做出對應的規劃；
3. 行動：執行上述的規劃。

以內心比較情緒面的部分來說，我自覺沒有太明顯的階段，因為每種感覺直到現在還是會有。情緒從來沒有真正過去，只是慢慢習慣了而已。

高中時看過一本書《最後十四堂星期二的課》（*Tuesdays with Morrie*），年代久遠書中很多內容已經忘記，但有個部份我一直記得，就是要做情緒的主人，不要因為情緒影響了應該要有的行為。舉個例子，假設我因為下周就要期末考而很緊張，緊張

是一種情緒，如果太緊張就念不好書，如果因為緊張而影響了念書就是不應該的。但緊張是真實的情緒不該忽略或壓抑，於是要做情緒的主人，等可以緊張的時候再緊張。所以我在安排好的時候再處理情緒，該行動的時候就先行動。

大學時看的另外一本書其中一段話我也一直記著，《股票作手回憶錄》（*Reminiscences of a Stock Operator*）是一個金融交易傳奇的一生，裡面寫到：「原因可以等，但行動不能等。」、「面對市場你當然可以有情緒，但市場不會等你。」

愈重要的事情愈是如此。對一個小康家庭出身，後來還因故家道中落，沒有太突出的內外在條件，還有罕病的我來說，未來要怎麼好好的活下去是太重要的事情，就算有著滿滿的情緒，世界並不會因此等我，行動不能等！

我一邊執行東東模型三階段，一邊處理情緒。但這裡不講情緒，講講患有罕病是什麼感覺？被確診當下，經歷滑動變焦之後，最先出現也持續最久，但直到現在依然沒有消失的感覺，是「疏離」還有「格格不入」。

滑動變焦讓我感覺到一切都在離我遠去，而這些遠去的一切就不回來了，它們就一直離我那麼遠了。不只是距離，還會覺得自己和世界之間有點隔閡，對任何事情的感覺都隔了一層，這種感覺很難用言語說明，有點像捏住鼻子吃東西，或也有點像戴著耳塞看電影。也許是意識到自己再也不是個正常人的關係，會把自己從正常的世界區分出來，雖然後來會慢慢發現其實世界也不正常，很多正常只是看上去正常而已。

但總之，這是一種感覺，覺得自己跟周遭的一切都有距離，都隔著一點什麼。

至於格格不入，就算不考慮本來就存在的個別差異，因為我有病，對人生的追求和很多人就不一樣，談的愛情跟別人不一樣。

在工作中想要得到的東西也跟別人不一樣。

面對同樣的人生難題時，要思考的東西也不一樣。

因為不一樣，所以也不容易讓他人理解，「不一樣」加上「不被了解」所以疏離，時間長了，就也愈來愈格格不入了。

這些感覺都持續至今，確診已經八年多，還是常被這些感覺圍繞。所以罕病到底會有哪些感覺？一定每個人都不太一樣，但以我來說大概就是這些：「覺得莫名其妙就變成罕病患者，摸摸鼻子也只能認了，想生氣但不知道要對誰生氣，想討價還價但也不知道要跟誰討。覺得世界離我很遠，覺得疏離，覺得格格不入，就像一隻誤入天鵝群的醜小鴨。」

生病已經很慘了，如果還要對自己生氣
那也太可憐了點。

rare but normal
rare but normal
rare but normal

不正常，其實很正常

1 - 4

在我的求學過程中，排列組合和機率是高二數學課的內容，在所有數學項目中，除了最基本的加減乘除、小數、分數之外，這是我覺得在實際生活中最實用的數學。排列組合和機率真的非常實用，可以用來計算撲克牌、麻將，計算樂透的勝率和期望值，在金融投資或各種跟數字有關的決策時也都用得到。機率之外，我覺得統計也很實用，懂統計和不懂統計對於運用和理解數字會有很大的差別。至於微積分，也許是日常生活中最用不到的數學。

學會機率就可以用來計算像這種問題：「如果一個房間裡有十個人，裡頭剛好有兩位罕病患者的機率有多高？」這很像數學考試時會出現在考卷上的問題，但對我來說則是真實的日常。之前的一份工作，剛到職不久的某次全部門會議，聊天時赫然發現同事中也有另外一位罕病患者，他的罕見疾病機率也是四萬分之一，當時全部門成員還不到十個人。

考試題目通常不會出罕見疾病，至少我自己從未見過，最常出的考題是兩人生日同一天的機率。遇到時，會覺得：「天啊，也太巧了！」但計算一下，就會發現這是機率並不低的事。

讓我們來算一下機率，也趁機重溫一下高中數學課。目前台灣政府公告認定的罕見疾病總數大約有兩百多種，罕見疾病的標準是機率在一萬分之一以下，有些更罕見的，例如我罹患的NF2，是四萬分之一。當然也還有再更罕見，機率更低的罕見疾病。假設用平均兩萬分之一來計算（我不知道真實的平均是多少，這只是一個計算用的瞎猜值），共有兩百多種罕見疾病，表示一個人有任意一種罕見疾病的機率是兩萬分之兩百多，大約一百分之一；用這個瞎猜值來計算的話，平均每一百個人會有一個罕病患者。

至於十個人中有兩個人有罕見疾病的機率要怎麼算？十個人之中的任意兩人，計算方式是 C10 取 2 ＝共有 45 種組合，其中兩人有罕見疾病的機率是 1/100 的二次方 ×99/100 的八次方，再乘上共有 45 種組合，大約是 1/240，平均每兩百四十次會有一次。而且 1/240 這個機率是對一般人來說，對於已經有罕病的我來說，把條件機率的計算考慮進去，計算結果會變成約 1/12，也就是說平均大約每十二次就會遇到一次。

罕見，其實沒有那麼罕見。

以前我覺得罕見離我很遙遠，那是萬分之一機率的事情，是整間學校還不到一個人有的機率；在那次會議中遇到另一位罕病同事之後，覺得有趣所以想算算機率到底有多低，於是查了一些資料和做了計算，才發現數字跟我原本以為的差很多。罕見疾病至少是一萬分之一，每一種罕見疾病的機率是很低沒錯，但罕見疾病不只一種。台灣政府目前公告列出的就有兩百多種，於是有罕病的機率瞬間提高了百倍，從原本以為的萬分之一提升到百分之一。

想像一下，如果你現在還是學生，在學校從後門走出教室到走廊上，看一下左邊的隔壁班，再看一下右邊的隔壁班，加上你自己的班，依照機率，這三班裡面可能就有一個罕病患者。

以為很罕見，但其實很常見。

希望前面的數學計算還沒讓人昏頭，我想說的就只是這句話而已：「以為很罕見，但其實很常見。」

但是！最煩人的但是！

雖然計算之後發現罕見疾病比想像中的常見很多，但其實還是很罕見，我並不是在繞圈圈講幹話。以罕病這件事來說並沒有想像中的罕見，自己或親友有罕病的機率並沒有真的很低，如果你臉書朋友有超過一百個人，如果你的同學同事加一加有一兩百位，這其中可能就有一兩位罕病患者。罕病患者並不算是稀有生物，其實蠻常能遇到。但對於罕病患者本人來說，他的病是罕見疾病（盛行率在一萬分之一以下）。

我不會隱瞞也不怕講出來，確診之後也常會和人聊到這個話題，才發現身邊有好幾個其他病名的罕病患者，這些患者們有各自罹患的罕見疾病。後來，我因為加入相關網路社團，再加上寫臉書貼文、部落格，在網路上接觸到一些其他的 NF2 病友。但現實生活中除了我自己，我還沒遇過任何一位 NF2 患者。我有罕病，也許你也有罕病，我們都是罕病患者；但我們的罕病各自不同，不一定能相互理解，於是會覺得很孤單。

常見的是罕見這件事，但每一個罕見本身都還是很罕見。
就像不正常很正常，但每一個不正常本身都不怎麼正常。

最煩人的但是！以為很罕見，但其實很常見。

realistic issue

realistic issue

realistic issue

第一個現實問題：錢

1 - 5

有些病在確診的當下立刻就要花錢，有些病則不會立刻需要花錢，暫時還能工作，也沒有立即需要治療的急迫性，但就算沒有近憂依然會有遠慮。讓自己恢復健康值得花多少錢？這個問題真的太難了，我始終沒有答案。

還在我很小的時候，大約在上小學前那段時間，家裡的經濟情況算是有點窮。雖然爸爸媽媽的學歷和工作都還算不錯，爸爸工專畢業後在營造業當工地主任，媽媽是自師專畢業的國小老師。即便不算高收入族群，但日子過得還可以。之後，經濟上之所以變得有點緊迫，是因為爸爸連續兩次創業失敗，因為要還債，小時候對錢的印象是，媽媽會控制得很緊。

隨著我慢慢升上小學中高年級，家裡的債務愈還愈減輕，爸媽在工作上也有發展。爸爸到了更大規模的建案，媽媽考上主任，收入也逐漸提升，這段時期的家境算得上是小康家庭，明顯感覺得到媽媽在花錢上放得比較鬆了，雖然依然是精打細算，但更願意在某些地方花錢。媽媽擔任主任時頗受好評，接下來也企圖考校長；家中各項債務距離還清已經是指日可待，那時候的我們，都以為未來就會愈來愈好。只要我們依然努力踏實過日子，就會有一個更好的未來。國三的某一天，媽媽發病了。

學校的工作下班得比較早，通常放學回到家時媽媽已經在家了；但那天我回到家時，家裡一片漆黑，幾小時後才有電話打來，其他長輩來家裡接我去醫院。白血病，也稱之為血癌，這就是讓媽媽倒下的疾病。那時候其實我不是很懂生病是什麼意思？學校老師跟我說要先做好心理準備，我也不太懂要心理準備是要準備些什麼東西？

媽媽在第一次化療後有短暫好轉，回家過了幾個月的正常生活，然後第二次病倒，這次就沒有再回家了。接著我們家就崩塌了，無論是經濟上或心理上或實際看起來的樣子。崩塌並不是發生在一瞬間，有點像水庫從漏水到坍方的過程，先是有一點點裂縫，然後變成一個小洞，小洞持續漏水，裂縫愈裂愈大，出現愈來愈多小洞，然後某一刻，崩塌。

媽媽在世時並沒有買保險，而原本所有的財務規劃都是用他跟爸爸的兩人收入下去計算。突然之間爸爸要用自己一個人的收入扛起所有支出，於是他得花更多心力在工作上。當家庭突然失去一個成員，剩下還活著的成員們要怎麼辦？現在的我知道這需要大量的溝通，各種現實的、心理的、感受的、情緒的溝通。但十六歲的我不知道，妹妹那時更小，也不確定她知不知道，老爸則是忙碌於工作中，已經沒有多餘心力。於是我們不溝通，只吵架，各自努力重建各自的生活正軌，然後各自走上不同的方向。家裡的房子最後還是因為債務而被法拍，從此一家三口就真的各奔東西，連一個可以聚在一起回憶的老家也沒有了。

這跟錢不一定有直接的因果關係，但我還是常會想，假設媽媽當時有買保險呢？假設爸爸那時候不用那麼焦頭爛額地工作呢？假設老家沒有被法拍呢？沒有後盾的人非常脆弱，面對風險的時候幾乎沒有應對的選項。可能就是因為這段經歷，在出社會領到第一份薪水後，我就買了保險。

第一次買保險觀念還不是很齊全，只針對從當年媽媽病逝的經驗中，買了對應的三種保險：壽險、醫療險、癌症險。癌症險的功能在於如果得到癌症，至少可以先領一筆理賠，作為應對衝擊的周轉金，後續相關治療費用也都有理賠。醫療險用來讓自己生病不用擔心沒錢治療，壽險則是讓自己死掉後至少家屬可以領到一筆錢。現在看這個保險規劃頗為陽春，因為當時對保險還不是很了解，預算也不太夠。繼續工作幾年之後，逐漸意識到生病時的財務需求不只有醫療費用，還有因病不能工作導致的收入中斷。還有，人死了就死了，但要是沒死呢？於是在幾年後又做了一次功課，調整了一次自己的保險規劃，這次增加的險種主要是兩種：再買一家實支實付醫療險以及失能險。

第一次的規劃就有醫療險，其中包含了一張實支實付。實支實付醫療險的概念是在額度內「花多少賠多少」，只要花費在額度內，支出的全部醫藥費都可以由保險來理賠。但就理賠醫藥費而已，治療過程中不能工作導致的收入中斷要怎麼辦？這就透過第二家實支實付來做到了。假設這次醫療總花費是五萬塊，都在保單的額度內，第一家保險公司會賠我五萬，第二家也會賠我五萬，這多出來的五萬塊錢，就可以拿來填補收入中斷的洞。

至於失能險，就是用來應對「死了就死了，但要是沒死呢？」這種情況，如果因為任何原因（通常不是意外就是疾病）而殘廢，至少有一筆保險理賠來支撐最基本的生活開支。失能險是一個現在來看覺得還好當年有先買，但希望絕對不要用到的一張保單。有的 NF2 病友後來因為腫瘤壓迫而不良於行，得坐輪椅；有的是失去全部聽力。如果真的有那一天，失能險的理賠能支撐我一小部分的生活花費，但真心希望不會有那一天。

這是在我二十幾歲時的保單規劃，十餘年來，保險業也又有了一些不同，例如現在有保障範圍比當年的失能險更廣的長照險，有直接理賠各種因故不能工作的薪水險，還有重大傷病險。只要符合政府核發重大傷病卡資格的疾病都能理賠，政府公告的各種罕見疾病，基本上都算重大傷病。當年我沒買重大傷病險，NF2 也不是癌症，沒因此領過單筆一次性的保險理賠。但我多次開刀的醫療花費、復健休養期間的收入中斷，就是靠那兩張實支實付保單撐過來的。

確診 NF2 之後，就幾乎不能再買任何新保險了，各家保險公司看到我病歷都是拒保，除非是像旅平險、公司團保這一類的保險。有買保險具體而言到底有什麼差別？以我親身經歷來說就是一種底氣跟心情。開刀會有手術傷口，傷口癒合期間可能會痛，通常可以請醫生開止痛藥，不過一般止痛藥的效果就那樣，不一定夠。

某一次開刀時我住的是雙人病房，隔壁床也跟我一樣是頭部開刀，我想傷口應該是真的很痛，因為他一直發出呻吟聲，總是抱怨很痛；吃了止痛藥後還是痛，自費打效果更好的止痛針要八百元，他的家人一直要他忍耐。我也很痛，不過我選擇止痛針打好打滿。每打一針八百塊，兩家實支實付共會陪我一千六百塊，我很慶幸，自己當初有做這樣的決定。

開刀前醫生會跟我們說明手術，也提到可能會用到的醫療耗材，其中有些是自費項目不用也行，但用了可能會讓手術更順利一些，或讓病人更舒服一些。一個自費項目也許兩萬塊，這兩萬花下去，兩家實支實付共會理賠我四萬，還能提高自己的存活率和舒適度，為什麼不用呢？當我來到手術房這種地方，已經必須要背負生命風險、忍受身體不適、勞動家人朋友，真的不想再花任何一點心力在省錢和忍耐上；以我來說，之所以能有不用花力氣省錢的底氣，來自於當年規劃的保險。

對於我這種沒有後盾的人來說，保險是一種人生備案，是一定要準備但希望永遠都不要用到的備案。

讓自己恢復健康值得花多少錢？這個問題真的太難了，我始終沒有答案。

i just want to…

i just want to…

i just want to

1 - 6 可以不要加油嗎？

變成一個病人之後，我最常聽見的一句話應該就是「加油」。聽到的當下通常都是笑笑的點頭，可能說聲謝謝，或說我會努力，但在心裡大多是苦笑。

「身為一個病人已經很辛苦很累了，我可以不要加油嗎？」
當然我知道「加油」比較像是個口頭慣用語，只是一個不知道要說什麼的口頭禪而已。不一定有實際的意思；就像初見面時要問聲吃飽沒？聽到我是罕病患者的故事後要說聲加油。但聽多了有時仍會覺得有些無奈和苦悶。加油有種再努力一點的意思，每次有人跟我說加油，就是在提醒我，我得為這並不是自己選擇的罕見疾病更努力。更努力，也不是為了追求夢想或實現目標，只是為了讓自己還能活下去。

我必須要「加油」，才能滿足繼續正常呼吸的條件。但我也會累，也有情緒，如果我不想加油了，想休息喘口氣，想躺下來逃避，可以嗎？

變成病人還會經歷到一種體驗，被診斷出的 NF2 當下，覺得晴天霹靂，覺得世界離我遠去，覺得世界整個崩毀需要重建，但那都是我的角度，對世界而言根本不受影響。這個世界根本不在乎我有病沒病，我晴天霹靂它依然運轉，我需要消化、需要發洩，但世界根本不在乎，它就繼續向前絕不為我停下腳步。

以前在網路上看過一段影片，這部影片談人類目前所探索到的宇宙有多大。影片中會看到我們所處的地球在太陽系中只是小到不如一粒沙的存在，而太陽系在銀河系中又是小到不如一粒沙，銀河系在宇宙中也是。看這段影片令人感覺到自己的渺小，而有病後的這段體驗感覺不太一樣，不是感覺到渺小，而是無足輕重。

這幾年常有人跟我說：「東東你的故事好勵志」或是「好正面」，這些對我而言跟聽到「加油」很像，當下通常都是笑笑的點頭，可能說聲謝謝，或我會努力，但在心裡大多是苦笑。勵志、正面，這聽起來像是我勇於面對疾病的態度很鼓舞他們，但對我來說，我並沒有不面對的選項，這個病就在我身體裡面，我沒辦法逃避。

我常常跟朋友說：「有時候我也很想發脾氣啊，摔摔東西，砸爛一點什麼，然後大吃大喝大刷卡發洩一場」、「可是……這些的後果也是我自己要收拾的。」砸完東西自己要去收拾打掃，不小心也許還會割傷。花錢發洩之後，也是自己要面對未來無錢可用的情況。我也想擺爛，但擺爛之後還是自己要承擔；我擺爛生氣不吃飯，就不會有飯吃，不會有人端到床上好聲好氣餵我一口一口；我擺爛不工作，就不會有收入，然後也許付不出房租被趕出門。所以我好好工作，好好吃飯，好好去醫院檢查，也設法維持心情穩定，畢竟不開心也是自己要承受，沒人會來安撫我。這樣算正面以對嗎？我覺得這只是沒得選而已，眼前也沒有別條路可以走。

所以如果不想再「加油」了，可以嗎？因為已經好辛苦，比起加油我更想休息喘口氣，更想有人可以同理我的心情和情況，真正地理解，然後跟我說聲「辛苦了」，或甚至不用說話，好好地抱我一下也可以。

「加油」之外，常聽到的第二句話應該是「一定沒事的」，相較起來，我更討厭聽到這句話。被這樣說的時候，我會直接請對方不要再說這種話，這句話聽在我耳裡像是一句虛無飄渺的口號，是一句毫無根據的承諾，也暗示著對方並沒有想要繼續深入了解情況。可以說「應該會沒事的」，或是「我想會沒事的」，怎麼能說「一定」呢？幫我開刀的醫生儘管身經百戰，都也不敢說「一定」了。

我知道說這些話通常都沒有惡意，就是個口頭慣用語，面對這類事的時候會拿出來說的慣用語而已。

但就算沒惡意，病人聽在耳裡有時依然會覺得有點風涼，感覺不怎麼好。不太熟的人就算了，如果是身邊很親近的人，偶爾講講「一定沒事的」作為一種安慰，這沒什麼問題，但也許不能每次都這麼說。

有時候病人會有另一個需求，想談談最壞可能的需求。每種疾病都有不同的最壞可能，以我的情況來說，就像當年醫生說的，每次開刀我都有癱瘓的風險，因為腫瘤會長在哪裡不確定；也有可能我會逐漸失去所有聽力、部分視力和四肢活動的能力，可能在很久以後，但也可能沒那麼久。

這是最壞的情況，沒那麼壞（但依然很壞的）就是直接死在手術台上。身為罕病患者當然很害怕，每次想到這些都怕得瑟瑟發抖，但怕歸怕，生活還是要過，有問題還是要面對，所以我當然會想要討論。

「一定沒事的」這句話，適合放在討論完後的最後結尾，作為一句安慰用的精神口號，反正已經討論完了，最後來個精神喊話很可以。但如果放在對話的一開頭，那就不太容易往下談最壞的可能。因為會害怕、會擔心，所以需要討論最壞的可能，先知道可能會發生哪些情況？最壞大概會是什麼樣子？有哪些應對的作法？

「知道」可以化解一部分的恐懼，未知的恐懼是最可怕的，知道愈多掌握的愈具體，就愈不怕。

想想我應該算是幸運的，家人中的爸爸和妹妹，以及當時的女朋友（現在已經是老婆了），面對疾病的過程中我身邊最親近的三個人，都願意陪我談論最壞的情況，化解我的恐懼；也很少跟我說加油，而是花時間同理，然後抱抱我拍拍我，跟我說聲辛苦了。也不用每次都真的要講那麼多道理，有時候直接買喜歡的東西給我吃就好了，例如來包麥當勞剛炸好的薯條。在大多數的情況下，這都是能最快速恢復我心情的辦法。

身為一個病人已經很辛苦很累了，我可以不要加油嗎？

VIP pass! !

人生快速通關票

1 - 7

每件事情都有正反兩面，這句話從小到大聽很多人說過很多次。有病這件事的反面很實際：生理上直接的痛苦，生活中新增很多額外成本，整個人生規劃打掉重來……那它的正面會是什麼？

印象中，在多年前大環境經濟很糟糕，剛開始有企業放無薪假的時候，曾經流行過一句話：「錢包薄了，親情厚了。」這句話對很多人來說當然是幹話，它表示的是儘管放無薪假導致收入降低，但能有更多陪伴家人的時間，彼此感情會更好。這話聽起來很幹，不過平心而論，如果符合某些先決條件，也不能說它完全沒有道理，有時候我會覺得有罕病也類似如此。

大約在確認罹病三年後，我開始偶爾會出現這樣的想法，就像拿到一張「人生的 VIP PASS 快速通關票」。但這只是以我的情況來說，不同的疾病，面臨的狀況應該各有出入。

媽媽過世的幾年內，剩下的一家三口各奔東西，中間有好幾年一見面就吵架，直到我退伍出社會後，也許是事過境遷，也許是大家都更成熟了一點，彼此才重新找回相處的步調和距離。雖然是不常相聚，相處僅止於每幾個月會一起吃頓飯，以及偶爾在 line 群組傳傳訊息。但是在確認罹病之後，家人相處的時間確實增加了，前幾年幾乎每次去醫院回診，爸爸和妹妹都會陪我去，每次開刀家人也都會到醫院照顧我。

健康薄了，親情厚了？

這樣講當然很奇怪，家人要相處並不需要有人生病，親情要變厚並不是一定需要健康變薄作為代價，但也許有時候，就是需要一些特殊事件去觸發？

至於「人生的 VIP PASS 快速通關票」，我覺得需要跟原有的人生觀相對照來看。如果認為人生有應該要走的劇本，有你必須扮演的角色或是所謂的正軌，那麼，有罕病確實是很煩很討厭的事情。生病會打亂所謂的正軌，會逼你必須換角演出，重寫

劇本，走上歪軌。而且你也不一定有充裕的反應時間，得被逼著趕鴨子上架。但如果是另外一種人生觀，覺得人生是一場旅程、一段體驗，那麼，罕病可以讓人直通別人到不了的地方，體驗一些別人體驗不到的感受。

因為 NF2，我必須常跑醫院，做過很多種不一樣的檢查，比方說聽力檢查、神經電位檢查、MRI 檢查、基因檢驗……進過手術房、加護病房、復健室；也被推薦過各種民俗偏方，去過一些很神奇的老師家裡。

可以去一些別人到不了的地方，這是不是有點像 VIP PASS？

除了到過一些特別的地方，我也經歷過一些特殊體驗，例如腿軟摔倒、暈眩到昏倒、記憶出現斷片；還有插尿管、拔尿管（被拔尿管的感覺……真的無法言喻，目前體驗過兩次，真心希望不要再有第三次）。在加護病房也是特殊體驗……嘴裡插著呼吸管不能說話，又因為怕我亂抓傷口所以手被固定著不能動，整個人就像是一塊被固定在病床上的肉。

可以體驗一些別人體驗不了的感受，這是不是有點像 VIP PASS？

單純只看這一面，是有點太過正面思考，畢竟這些地方應該沒人想去，這些感受也沒人想體驗。但實際上，也不全然都是如此不堪，還是有一些可以算得上是很美好的感受。

例如在加護病房醒來時，看到病床旁的女友我就開始流淚，那是我第一次知道人儘管在這麼脆弱痛苦的情況下，卻可以單純因為有一個人在身邊，就感到安心放鬆。例如在快要可以出院的前一兩天，跟家人一起在病房裡，光是一起吃麥當勞一邊聊天，看著從窗戶透過來的陽光，看著一起劫後餘生的家人們，那是一種很溫暖很幸福的體驗。

有病通常不等於快要死掉，有病的人也不一定活得比沒病的人短，因為實際上還是要看是生的是哪一種病。八年前我被確認罹患 NF2，八年後，我有幾個原本沒病的朋友已經過世了，但我還活著。有病也不表示就會死於這個病。這幾年疫情期間我

常想，也許我會因為疫苗不良反應而死掉，也許會因為 COVID 19 死掉；有時候在車上的時候也會想，也許我會因為交通事故而死掉……這些都跟我的病沒有關係，每一個人都可能因為這些原因死掉的機率其實差不多。

儘管我不一定會比較早死，儘管很多事情的機率都差不多，但因為我有病，於是可以更順理成章的按照我的方式生活。再延伸一點想的話，有病，還可以讓人活得更理直氣壯、更我行我素。舉例來說：做自己喜歡的工作，而不是做比較有前途的工作；過自己想要過的生活，而不是過別人想要你過的生活。

以我的狀況來說，在確認罕病的之前跟之後，除了步調快慢之外，我大致上還是同一個人。我一直都按照自己意思過活，也一直都有點我行我素，這點沒有太大的改變。但遇到的人對待我的方式，就不太一樣了。

「關我屁事」一直都是我常用的一句話，以前當我說這句話的時候，有時還是會有人覺得：「東東你怎麼會這麼直接？怎麼會這樣說話？這種東西放心裡就好不要說出來。」有病之後，當我說這句話，身邊的人一臉坦然接受：「東東有病嘛，不想管別人的事情、不想為別人負責很正常。」

從剛出社會，我就一直表示工作之於我的價值不只是收入，相較於薪水或升遷，我更在意這份工作本身有沒有意義，以及做起來好不好玩。以前當我這樣表示的時候，一路上遇到的主管與老闆反應都差不多，覺得我太嫩了還年輕不懂事，只是個天真又念太多書的年輕人，還不了解社會現實。確認罕病之後，當我一樣這麼表示，身旁人們的反應變成：「對就該這樣！東東你已經有病了不要太勉強自己，好好追求你想要的生活。」

簡而言之，這個世界給有病的我更多包容，包容我用不那麼符合社會期待的方式活著，活成不那麼符合社會期待的樣子。

整體來說，有病讓我可以更理直氣壯的照我想要的方式生活，體驗到平常人不會體驗到的感覺，去到平常人不會去的地方；如果把世界想成一座主題樂園，而人生是一場探索這主題樂園的過程，有病確實有點像拿到快速通關票。

但拿到 VIP PASS，也不等於就會玩得精彩又開心。幾年前的萬聖節，我和老婆（當時還是女朋友）安排了一趟日本大阪行，最主要的目標就是大阪環球影城。那天真的超好玩，樂園一開門我們就進場，一直玩到晚上九點才盡興離開。萬聖節期間晚上有殭屍活動所以營業到比較晚，我尤其喜歡哈利波特的活米村。

當天我們有買快速通關票，有它並不影響好玩的程度，只是讓我們更方便了一點。樂園很大，遊客很多，正常來說一天時間內不太可能全部都玩到、體驗到，一定要有所取捨。

比方說在購買快速通關的時候，就必須選擇要把最主要的通關權用在什麼設施上？實際進場開始玩之前，大概也需要簡單規劃動線，要溝通各自有哪些特別重視一定要玩到的設施？哪些可以放掉或是快速看過就好？之所以能玩得很盡興，除了樂園本身設計得好是關鍵以外，其次應該是事前溝通和規劃，知道來到這裡對我們而言各自有什麼是重要。快速通關票就只是個工具，協助我們達成目標。

NF2 這個病之於我，像是給了我一張人生的 VIP PASS，但就只是這樣，只是一張票而已，並不表示我就會有個精彩人生。每件事都有正反兩面，有病的反面都很實際，比較痛苦、比較不方便、比較花錢……至於正面則很抽象，究竟有多正面也看個人怎麼運用。但如果可以選，我還是比較偏好不要有病。

這個世界給有病的我更多包容，包容我用不那麼符合社會期待的方式活著，活成不那麼符合社會期待的樣子。

three years
three years
three years

如果只剩三年？

1 - 8

從澳洲結束打工度假回到台灣後，很多事在同步進行。回來前也想了很多關於之後要做什麼工作？但總是想不出具體的答案。另外，也真的有點想念家人，想趁機把握難得的人生空檔，把全部家當都先放在朋友家之後，第一步是跟老爸兩人去環島。

去澳洲打工度假，是我第一次在外國待那麼長的時間，這兩年裡常常想起故鄉台灣，也驚覺自己對台灣的了解並不多；自從媽媽去世後，幾乎沒有跟老爸長時間單獨相處過，多年來都沒有好好敞開心胸聊過。我做了一個一石二鳥的規劃，預計花一個月的時間把台灣繞一圈，找老爸一起開車環島，同時也想想我接下來要做什麼。環島計畫還蠻順利的，我們用 26 天結束這趟旅程，第一周跟老爸都在吵架，差不多把能吵的都吵完之後，剩下的十幾天就能好好聊天了。繞了台灣一圈，儘管想法依然不是很清晰，但至少有了一個方向：我想做有關台灣的行銷工作。

結束環島回到朋友家後，我同時開始上網求職&掛號檢查耳朵兩件事，在台大醫院確診 NF2 的幾天前，也剛接到一家整合行銷公司的錄取通知。那是主要做地方政府標案的整合行銷公司，主要案子大多是地方品牌塑造、在地農產品或商圈的再造與行銷等等，跟我原本設定的大方向很一致，接到錄取通知時當然很高興，也很期待上班，但確診那天是在報到的前一個禮拜。

確診來得太快我來不及逃。

那時真有乾脆不要去報到的想法，但再檢查一次存摺數字後就打消了這個念頭。在澳洲有存到一點錢，但環島花了一些，又想到自己的病，好像得在還可以的時候，至少先幫戶頭再補充一點水位。此外，當時狀態也還處在震驚中尚未完全消化，暫時無法做更深的思考，覺得還是先去上班吧，至少在心情消化的過程中保有一點收入。

某天下午我坐在辦公室裡看向窗外，辦公室位在老舊的商辦大樓內，窗戶上還裝著鐵窗。隔著鐵窗看著外面的藍天，然後我發現，天啊這不就像在坐牢嗎？工作內容跟我原本預想的差不多，但做的方式就差很多了。因為我沒有做過政府標案，不知道標案實際執行的狀況，花在滿足承辦（或者說是應付承辦）的工作量真的很多；再加上還處在剛被確診不久的心情中，那時的我對於這類事情完全沒有耐性。

日子一天一天過，每天下班後回到租屋處，獨自一人消化著所有的情緒感受，慢慢地我整理出一些想法。

從看診時醫生的表情，問醫生問題時得到過的各種具體或模糊的答覆，加上從網路上查到的一些案例，還有一點宿命論，因為媽媽是在她 39 歲那年過世的。綜合這些，我為自己設定了一個預估：「我可能會比媽媽還要早死」。當時的我是 32 歲又幾個月，因為預計有可能最後會有狀態不太好的一段日子，東扣西扣之後，還能像現在這樣大致行動無虞地活著的時間，可能只有 3 年。

如果只剩下 3 年可以好好做事，我想拿來做什麼？當時我腦中完全沒有出現「玩」這個想法，可能是因為才剛從打工度假回來又才剛結束環島，暫時已經玩夠了。也沒有什麼「要拿來陪伴家人」之類的想法。多跟家人相處這是一定要的，但這件事很難當作主軸，它比較像是作為一種原則或是提醒，不太能算是一種要拿來「做」的事。想了想，我想做的事情還是差不多：想做跟台灣有關的事，不一定要是行銷，也可以是其他，總之，是能讓台灣變得更好的事。

能讓台灣變得更好的事有哪些？把路邊垃圾撿得更乾淨也算，或是透過成人教育讓台灣的職場人士專業更強這也算。與其說透過工作類別去完成，不如說是建立工作意義。我並不是想要做某種特定「能讓台灣變得更好」的事，而是希望能從我做的事情中，找到它讓台灣變得更好的連結。講白話一點就是，我想做有意義的工作，「有意義」之於我就是能讓台灣變得更好。雖然還是很抽象，而且不太具體，但我可能只剩下3年欸！不管怎樣有一件事是確定的，我絕對不想把剩下的時間花在滿足承辦上。

於是我就跟老闆提了辭職，到職都還不到一個月。

提辭職說沒有一點衝動是騙人的，辭職很爽，但當一個沒工作空燒錢的病人令人瑟瑟發抖，還好老闆要我多待一個月幫忙案子執行，讓我在衝動之餘還多得到了一個月緩衝期。緩衝期間我開始更深入思考。首先，「只剩 3 年可以好好的」這個預估只是建立在幾乎沒有任何確切根據之上的……瞎猜嗎？如果更短呢？如果未來還會活很久，只是整體狀態不太好呢？愈思考愈發現要兼顧的東西真的好多，平常不做生涯規劃，等有病的時候才抱佛腳真的有點來不及。

我的想法整體來說大概是這樣：我可能只剩下 3 年的時間可以行動無虞，接著（可能）會面臨更多惡化，必須開始賭命動手術。開刀也不一定都順利，但如果賭命成功，也有可能再活很久，只是身體狀況不比一般人，體力一定比較差，限制也一定會變得比較多。不管是要把握眼前可能僅剩的幾年生命，或是要為更久以後的未來做準備，我手上能運用的籌碼只有「只剩 3 年可以好好的」，以及戶頭裡的一百萬存款。

這些時間和錢，不管我最後決定拿來幹嘛，它都必須能同時滿足這三個需求：

1. 我要把握生命：所以要做對我有意義的事情
2. 我不想浪費時間和情緒：因此也要用我喜歡的方式做
3. 能因應我未來需要的工作型態調整：要有助於讓我未來能靠一張嘴賺錢

需求是具體了，但我想做什麼事、我能做什麼事？都還是很模糊，於是還得再規劃一段摸索期。我愈來愈感受到時間不夠用，愈來愈焦慮，然後某一天我突然想通，這每一個需求都是很巨大的人生難題，但我現在不只是要同時達成而已，還得在很短的時間內達成，這絕對不是一個正常的目標。

既然這不是正常的目標，我就不該思考正常的做法，應該要用不正常的做法才有解。於是，我決定創業開一間店。

如果未來還會活很久，只是整體狀態不太好呢？愈思考愈發現要兼顧的東西真的好多，平常不做生涯規劃，等有病的時候才抱佛腳真的有點來不及。

1095 day

1094 day

1093

Part

2

還能幸福快樂嗎？

all others stop

all others stop

all others stop

世界好慢，我好快

2 - 1

前幾年有部電影叫〈鐘點戰〉，在電影的世界裡，時間就是金錢，時間歸零的同時生命也會停止。裡頭有段情節我非常有感，貧窮區出身的男主角混進了富人區，但一下子就被看穿，原因很簡單，因為在富人區裡沒有人會用跑的。富人的時間很多，都是從容優雅地行動，絕不會匆匆忙忙。

我開始想像我有一個錢包，裡頭裝著僅剩的 1,095 塊錢，不管我如何節省，每天都一定會花掉一塊錢。如果只剩下 3 年，總共 1,095 天，我就只能用錢包裡只剩下 1,095 塊錢的步調活著。因此，在當時我的眼裡，許多人都活得像是家裡有金山銀山。

剛被確診 NF2，還在震驚和消化的那段時期，我覺得世界仍然按照它正常的速度運轉，而我被按下了慢速鍵，任何事情一進入我的時區就變慢了；就算只是講一句話，話從對方的口中說出，傳到我的耳朵，再用大腦理解，好像都需要額外的時間。

隨著我慢慢消化，慢慢釐清思緒，被按下慢速鍵的一方是我以外的整個世界，而我進入快轉的狀態，愈來愈不解世界為何運轉的如此驚人的慢？

有一次下班回到家後，我用電腦打開音樂播放，然後進浴室洗澡，洗完澡出來時發現連第一首歌都還沒播完。工作時去外地出差，放飯時才剛打開便當，一個恍神卻已經吃完了，看手機時間卻只過了三分鐘。工作中，發現自己愈來愈喘，一開始還覺得奇怪，只是坐在辦公室裡怎麼會喘？難道病況出了什麼問題？然後才發現我跟同事說話的時候不只語速愈講愈快，甚至忘記換氣。在當時我的眼裡，一切都慢得不可思議。大家怎麼能用這種速度走路？用這種速度吃飯？用這種速度做事？用這種速度跟家人朋友相處？難道你們不知道你們的生命在倒數嗎？

我決定創業開店，主要目的並不是賺錢，也不是追求夢想，當然它有獲利的可能性，也跟我的夢想有一點點相關，但那都不是重點，重點是要達成我那不正常的目標，所以需要一點不太正常的做法。創業資金主要來自我的存款，另外再跟親友湊了一點點，總共 80 萬元，我決定開一間共享空間，名字叫做〈來坐夥〉，取其台語諧音。

這是我的第一次創業，第一次開店，從開始選點、簽約、設計規劃、裝潢施工、實際開門營運，再加上網站架設、開啟臉書粉絲專頁、規劃收費機制、企劃開幕活動……等等全部，在6周之內全數完成，2014年底的最後幾天開始找店面，2015的二月初就開幕了，透過開幕活動，我在開幕當天就賺回了第一個月房租。開幕之後，接著是瘋狂舉辦活動，透過活動持續帶更多的人第一次踏進〈來坐夥〉，也許他們被感動被吸引，就會成為常客。〈來坐夥〉的第一年，認真說起來也只有這一年持續這樣的運作力道，在這間小店裡我們舉辦了兩百多場活動，後來就有其他變化調整。

剛開幕的前幾個月，我都過著一周工作七天，一天工作十四小時的日子。

會來到〈來坐夥〉共享空間的人通常是怎樣的人？不談各種人格特質的話，以當時的觀察，大多是人生正在變動或準備變動的人。例如剛失業、失戀，或想換工作、換伴侶、想搬家、想創業……儘管已經大多時間在面對處在變動狀態中的人，世界好慢好慢的感覺依然揮之不去。快跟慢是相對的，那時我感覺到的慢，是人們運用時間的方式。我覺得人們用了太多時間在猶豫或拖延，想和做之間總有著太長的間隔；對於根本不重要的雞毛蒜皮耗上太久，對更重要的事情卻只分配了一點時間。

例如有些人會跟我描述他在工作或感情中的狀態，告訴我他遇到的問題以及他打算做的嘗試和改變。但下周、或下下周、甚至下下下周又遇到他的時候，通常他會表示還沒開始做，還在找機會。這時候我會覺得，哇！真慢；有些人說的是家裡的故事，告訴我，他和家人之間曾經的一些衝突，但現在他已經放下，只想和家人重修舊好，不要再帶著這些心結。一段日子後又遇到他，通常是表示還沒傳出那封訊息，還在等適當的時機。這時候我會覺得，哇！真慢。

或更單純一點，新開了一家令人期待的餐廳，想約好朋友聚餐順便嘗鮮，但每次問何時要揪而答案都是下次的時候，我也會覺得，哇！真慢。

因為類似的感覺太過強烈，當時我偶爾會不經意地帶著一點攻擊性不小心把心中覺得別人很慢的感覺說出來，用的方式也許有點酸或尖銳，表示對方是覺得自己時間很多還可以活很久，才會用這種步調做事。但當我也慢慢地不再是個菜鳥病人，隨著當個病人的經驗愈來愈豐富，也愈來愈能客觀地看待這些事情。我逐漸知道時間感差異主要是我主觀上的錯覺，每個文化都有不同的生活節奏，儘管我們應該要把握生命，但也不必把每一天都活得像是沒有明天。

我覺得別人的慢不一定慢，我覺得自己的快也不一定快。我以為的快在於說走就走說做就做，也不留給自己喘息的空檔，體感上是快，實際上不一定有效率，可能就只是匆忙而已。知道歸知道，感受依然很真實。

我跟世界之間的格格不入，其中也有一部分是來自時間感的差異，體感上我和我以外的部分，正用著不同的速度播放。和好友相聚時之所以能忘記時間，是因為進入了彼此的時區，因為彼此同頻，至少在那個當下大家都用同樣的速度播放著，但確診 NF2 之後我變得很難跟他人同頻，我進不去別人的時區，他們也進不來我的。

知道自己身有罕病之後和很多老朋友見過面，那時我只覺得困惑，為什麼感覺都不一樣了呢？明明都是很熟悉的人，但為什麼感覺哪裡怪怪的呢？後來才慢慢知道，那是因為我們的時間感不一樣了，我們已經活在不同的時區裡了。

大家怎麼能用這種速度做事？用這種速度跟家人朋友相處？難道你們不知道你們的生命在倒數嗎？

it always hurts
it always hurts
it always hurts

不正常其實有點痛

2 - 2

某天我來到一個捷運站，要下到月台時發現這一站沒有電扶梯，只有樓梯跟電梯兩種選擇，當時我的狀態不太方便走樓梯，於是選擇了電梯。「你這麼年輕還要坐電梯？」抬頭看是電梯內一位阿姨對我說，我忍住不回「關你屁事」，用盡量冷靜也客氣的語氣說：「喔，我剛開完刀。」

我幾乎不坐博愛座，就是因為不想遇到這種需要跟陌生人解釋的場合。但捷運上實在很難得有空位，而自從某次手術後因為平衡感變得不好，會讓我感到天旋地轉，於是搭捷運的時候，我得幫自己找到可以靠著的地方，通常會是在門邊。捷運車輛行進時我會靠在門邊讓自己維持平衡，到站停下開門時，為了不擋住進出的人，我會移動到別的地方，等關上門才又靠回去。但儘管如此，當我在網路上看到一些講到捷運門神、捷運門柱的貼文，看到那些充滿攻擊性的留言內容時，我依然看得很不舒服。有些需求是看不見的，有些困難也是，但人們的批評和攻擊通常都看得見。

「老闆我要一個黑胡椒鐵板麵加蛋，再一杯紅茶去冰」，等老闆娘送上我的早餐時，她看著我說：「欸你嘴這樣嘟一下。」

我立刻就知道她要跟我說什麼了。

「我知道我臉是歪的，因為裡面有腫瘤壓迫神經。」、「是齁？我一看就知道了，之前我親戚誰也是 $%^&#!@#，你這個要去做 $%^&#!@# 會有幫助……」努力忍住了關你屁事的回應，笑笑地把她打發走，然後把頭低得比平常更低，用更快的速度吃完早餐。自從疫情後有戴口罩的規定之後，就不再發生這類事情了。戴口罩是個好習慣，就算疫情結束我也會繼續戴下去。

有些不正常容易被看見，例如我歪掉的臉；有些不正常則無法被看見，例如我神經上的腫瘤。不正常通常會造成實質上的生活不便，例如因為嘴巴歪掉，喝東西要用吸管，直接對嘴喝會漏得整片；我也不太能爬樓梯、不太能提重物、平衡感極差。身為不正常帶原者，自然已經隨時感受到它存在，因此有時候不一定希望被他人再度提醒。面對周遭這些有時冷漠、有時惡毒、有時過份熱情的提醒或關心時，我的感覺通常是心底一陣微微的刺痛。我也不懂為什麼會是痛？也許這是參雜了生氣、厭倦、不平衡、一點自卑、一點自憐、再加上一點無奈之後的綜合感受吧。

知道自己確診後的第一次過年，跟往年一樣回到雲林的外婆家。不記得那天是大年初幾，有一位表妹也來看外婆，我遠遠聽著她們聊天。「哦，今年要結婚了喔？」、「啊有沒有要生小孩？」、「先工作喔？對啦，先好好賺錢啦！」、「要好好照顧你爸，他也要老了。」很稀鬆平常的家常聊天，但這一年在我聽起來也有微微的刺痛。結婚？我不知道誰會想跟一個可能只剩下 3 年生命的罕病患者結婚；生小孩？腦中又浮現那句醫生的話：「建議絕育，會遺傳」；工作賺錢？我剛離職，剛創業，而且既不是為了賺錢也不是為了實現夢想；照顧老爸？我還需要他開車載我去醫院回診呢！曾經是那麼理所當然稀鬆平常的人生選項，現在都變得遙不可及，每次意識到這件事都會有點微微刺痛。然後我會拍拍自己，對自己說：「沒關係，也許你只是還在消化。」

開店後，已退休的老爸也常來店裡晃晃，有時也跟他當年的老同學們一起約聚會，包下店裡一個小包廂大家自在聊天。幾十年不見的老同學們聊起天來沒完沒了，每次都可以從下午 2 點

直接聊到晚上9點、10點。〈來坐夥〉沒有提供食物，晚餐時間他們會到旁邊的餐廳吃飽飯後再回來泡茶繼續聊。某次老爸從餐廳吃完飯回來後有點悶悶不樂，直到他們散會後我細問，原來是餐廳老闆惹了老爸不開心。因為常去，跟餐廳老闆熟了於是會多聊兩句，情況大概是餐廳老闆表示不解，問老爸為什麼他兒子明明看起來一表人才，還是台大畢業的高材生，在這個應該要衝刺事業的年紀，卻不去找個外商公司上班，要在這種老舊巷子裡開一間看不懂在賣什麼也感覺根本不會賺錢的店？看到老爸被影響的心情，當下我有點想走出店門跨過馬路，踏進餐廳裡對著老闆大吼：「因為我有病！這他媽的關你屁事？！」

是啊，因為我有病嘛！為什麼坐捷運要搭電梯？為什麼要當捷運門神？為什麼不結婚？為什麼不好好工作要開店？答案都是同一個：「因為我有病」。不過，這又關你什麼事？哪裡礙到你？意識到自己活得愈來愈憤世嫉俗，心中有愈來愈多爆氣小劇場，口中也冒出愈來愈多髒話和關你屁事的同時，其中最可怕的一點是，發現自己能全然自在的時刻，竟然是在我回醫院檢查和看診的時候。好像只有在醫院裡，我才不再是一個不正常的人，在這裡有病很正常，所以我可以很自在。

觀察到這些轉變後，我愈來愈害怕。我現在是抱著只剩3年的心態在過活，但如果3年之後，我還在呢？如果我還有未來呢？我會不會就停在這些轉變裡了？如果我再也無法跟其他人同頻相處？再也無法自在放鬆？從此愈活愈像一個怪物？會不會我就再也無法幸福快樂了？

有些需求是看不見的，有些困難也是，
但人們的批評和攻擊通常都看得見。

my angel
my angel
my angel

2 - 3

然後天使出現了

〈來坐夥〉幾乎每天都有活動。大部分是我們主辦的活動，不過這裡同時也是一個可以對外出租的活動場地，會有其他主辦來借場地。也許是因為調性夠鮮明，在〈來坐夥〉舉辦的活動共通特質大多都跟生活、體驗、分享有關。活動有共通特質，來參加活動的人自然也是，觀察下來，大多都是有些知性、情感上比較細膩、重視生活品質、又心胸開放的人。

儘管比例不至於非常懸殊，但還是可以非常明顯地觀察到女性比男性多。會來這類空間參加這類活動的人當中，女生數量很明顯比男生多，大約落在 7：3 到 8：2 之間。不過這天晚上，〈來坐夥〉裡的男生女生人數倒是剛剛好的 1：1，因為這天晚上的活動是聯誼，這是主辦單位特別控制過的男女比例。

我常常思考一個問題：「到底什麼是緣分？」把緣分解釋得很玄，說這些都是因果業報或上帝的安排，似乎有點不太科學；但如果緣分就只是一種隨機的結果，又好像不夠美麗，又太不浪漫了。

那天我一如往常在大門口招呼客人進場，活動不是我舉辦的，但做為場地的主人，依然希望活動能順利進行。這場活動的參加者很多但工作人員不太夠，我自動跳出來幫忙引導，希望一切順暢，讓所有人都能對這空間留下好的印象。招呼客人的時候看到一張熟悉的臉，是一個已經來過好幾次的客人，看來她真的蠻喜歡這裡。今晚她不是自己來，還帶著一個朋友，我拉開門讓她們進來，她身後的朋友跟我打了個照面，那是我第一次看到她。那天晚上的活動是釀梅酒聯誼，以我看活動流程的感覺，釀酒才是本體，聯誼只是順便，每個人在活動後都會帶著一桶自己釀的梅酒回家，等三個月就可以喝。

身為一個想好好經營顧客關係的空間老闆，鬼腦筋開始蠢動。首先，這是釀酒活動，表示她們應該喜歡酒？這是聯誼活動，也表示她們應該單身？接著我想到店裡常客中其他幾位也單身的人，想著如果我能讓空間裡的客人們彼此之間也交朋友甚至談戀愛，那他們就會更常來，還會帶更多朋友來，也許我該來主動促成一點什麼。

於是沒幾天後，我就揪了另外一小團，釀梅酒聯誼活動中的這兩位女孩、加上店裡另外一位女性常客以及另外兩位男性常客，還有我自己，共三男三女，一起去朋友開的精釀啤酒店。曾經位在捷運中山國中站旁的巷子裡的浮士德啤酒花園，只賣一間德國啤酒廠的精釀啤酒，在幾年前已經收掉了。

腦筋打的是他們的主意，但沒想到先心動的是我自己。

她是桃園人，因為住得比較遠平常並不會參加這類活動。那天晚上她不是來聯誼的，是想來玩釀梅酒。會答應來參加我揪的小團，是因為想喝我說的厲害德國精釀啤酒。她沒想那麼多，就是周一下班後跟朋友來小酌一番；但我不是，我是想利用周一店休的時間在常客身上動鬼腦筋（喝點酒放鬆只是順便）。而後來的發展都跟我們預期的不一樣。當天晚上可能是啤酒的酒精催化？也可能有其他我沒察覺到的原因在運作，當我跟她四目相交的時候，我感覺到同頻、共時；在她的目光中，我恢復了正常的運作速度，格格不入的時間感差異不見了。當看到她笑起來的時候，我也跟著開心，憤世嫉俗也不見了。

然後一切都安靜了下來，知道自己有病後一直鬧哄哄吵鬧不休的內心，忽然都靜下來了，接著我聽見了心動的聲音。

該怎麼解釋緣分？是怎樣的連串巧合，能讓在桃園長大、內湖工作的她，踏進在三芝長大、在台北確診罕病的我；在信義區巷子裡開的店中，經過怎樣的一連串巧合，能讓當時的我們走到一起？往後更辛苦的幾年之中也沒有分開，還持續走到現在，在桃園成了家？

面對世界，我還是常常覺得格格不入，但現在沒關係了，只要我能融入在她的世界就夠了；面對自己的不正常，還是會覺得有點不自在，但現在也沒關係了，在她旁邊我能自在就好。我心裡那股時不時會出現的微微刺痛感也消失了，原來只要有人愛著包容著，就算不正常也不會痛了。有一句很勵志的話說：「當老天為你關上了一扇門，就會為你打開另一扇窗」。我並不覺得這句話很勵志，反而覺得有點令人惱怒。如果我不想關門哩？不想開窗哩？你關屁關？開屁開？是問過我了嗎？

但如果要把我的故事用這句話來說，那會變成：「當老天為東東關上了一扇門，就會派一位天使去陪他。」

在她的目光中，我恢復了正常的運作速度，格格不入的時間感差異不見了。當看到她笑起來的時候，我也跟著開心，憤世嫉俗也不見了。

the first choice

2-4 用誠實作為開場白

她的英文名字叫做Angela，心動了，然後呢？自從知道自己有病之後，我變得很常問「然後呢？」如果一件事很重要，應該會有「然後」，還有接下來的目標跟具體行動；如果沒有然後，那可能表示沒有那麼重要，可能可以先擱置不理。為什麼「然後」很重要？因為只有行動會帶來結果，期待和等待都不會。或許是我依然抱著生命只剩下三年的設定在過活吧，沒有時間可以浪費。

「你這腫瘤有變大一點喔」、「OKOK，然後呢？」；「神經壓迫應該有一點惡化，眼睛能閉合的程度更少了」、「OKOK，然後呢？」如果沒有然後，例如立刻要安排開刀或是其他治療，那就……擱置不理，也不放在心上占據大腦認知，我只有三年，我很忙，不只是時間，腦力也是稀缺資源要珍惜使用。總之，任何重要的事情都應該要有然後，既然天使出現了，心動了，然後呢？啤酒花園小聚會結束後，當天晚上回到家，就先在臉書上送出交友邀請，然後私訊打招呼。

身為一個罕見疾病患者，33歲，剛創業開了一間店，一切都還在剛開幕前幾個月的衝刺期沒有上軌道，感情這回事，我跟一般情況完全不一樣，不管是狀態、條件、可能的未來、對感情的期待等，統統都不一樣。現代的人類生活非常複雜，但我們並沒有各種大事小事都鉅細靡遺溝通，大多時候，我們用「預期」來生活。例如，去餐廳吃飯的時候，通常服務生會預期我們知道要去櫃台結帳，而我們預期餐廳會提供跟菜單描述一致的食物。人際關係也是，通常我們預期對方會表現出符合身分角色的行為，也預期當我們說相互吸引、說談戀愛、說心動、說喜歡的時候，是在表達同一件事情。但我是一個罕見疾病患者，罹患機率四萬分之一的罕見疾病 NF2，可能只能再好好地活三年，還正在進行一個不以賺錢為重點的創業計畫。我絕對不是一個符合一般人期待的對象，如果不說明，別人預期的我和實際的我，會有非常大的差異。若明知道別人會有錯誤的認知或預期，卻還不說明清楚的話，那就是一種欺騙。說到欺騙，在我身上就算不談道德問題，單純在效率上也非常不值。我只有三年時間，從確診到現在已經半年過去了，如果因為錯誤的認知而開始一段關係，然後因為發現真相而結束，我究竟還有多少生命可以承受這樣的消耗？於是我選擇了誠實作為開場白。

在她接受我的交友邀請，各自打完招呼開始聊天後，僅僅是在幾天內，我就用各種盡量看起來不突兀的方式帶話題，把所有我的特殊情況全部都告訴她。關於我是 NF2 患者：可能幾年內就要開刀動手術、而且未來不一定能有下一代，因為這是無法根治的基因疾病；雖然我在信義區開店但家裡其實很窮、而且這間店應該不會賺錢……我告訴她我一路以來的感情狀態，以及現階段我對感情的期待。誠實，是我覺得最好的開場。但我其實好害怕，好害怕她會不會隔天就不回我訊息？或禮貌上回我訊息但再也不想跟我見面？那幾天我都活在恐懼之中，直到我終於把所有要告知的特殊狀況都講完，而且沒有感覺到她表現出排斥。

幾年後跟 Angela 聊到這段回憶的時候，她表示：「你是很誠實沒錯啦，但當下誰聽得懂？你說家裡窮但我怎麼知道有這麼窮？你說有罕病但看起來都很正常，我怎麼知道原來這麼嚴重？」是啊，就算很誠實很坦白，也不一定就真的能讓別人理解；當時的我，對於我的病、有病的人生，都只是略懂略懂而已，我也還在消化跟理解中。誠實，也只能做到已知的部分而已。既然當時沒有感受到她表現出排斥，然後呢？然後就是開始密切創造能互動的機會。當時〈來坐夥〉開幕三個多月，在經過整整三個月每天開門營業的日子之後，我實在太累了，試著調整成每周禮拜一店休一天的模式，於是每個禮拜一我都設法約她見面。剩下的時間愈來愈少，如果是你，會用怎樣的頻率追求心動的對象？現在想來其實有點霸道，我把她有空檔的周一統統都約了起來。邀約的時候她會問我那天要做什麼？「不重要，重要的是我要約妳。」

在釀梅酒聯誼活動中我第一次見到她，在啤酒花園裡我第一次心動，接著我誠實告知一切然後密集邀約。第六次見面的那天晚上我向她告白，距離第一次見面後大約兩個半月後，我們成為男女朋友。她的英文名字叫做 Angela，我常開玩笑的說她是我的天使啦，但其實不是開玩笑。

夜裡，當我又因腰痛而醒，生氣咒罵的時候，她會伸出手輕撫我的胸口，然後幫我揉捏僵麻的腰和腿；有次我坐起來靠著牆壁睡，她說了一句：這樣脖子沒東西靠，隔天，我就發現房間多了一個頸枕和一個可以墊腰的靠枕；外出採買時，我因為沒力氣不太能提重物，她一把搶過大袋小袋，霸氣地說：「我來，你牽好我就好。」她總能體察到我的需求並提早準備，但明明她也是第一次遇到 NF2 患者。我依然忙碌於工作，我還是活得匆匆忙忙，很多事情都不在乎也不記得。某天晚上進房間時，發現她在房間裡用小燈泡貼出了一整棵聖誕樹在牆壁上，原來這天是聖誕節，而我什麼都忘記了。有一次，她叫我空下五天給她，接著把行程安排的妥妥貼貼，帶我去一趟精彩好玩的韓國釜山自助行。在一起了，然後呢？

只有行動會帶來結果，期待和等待都不會。或許是我依然抱著生命只剩下三年的設定在過活吧，沒有時間可以浪費。

testaments

testaments

testaments

三年中的四次遺言

2 - 5

王子與公主從此過著幸福快樂的日子，童話故事通常會結束在這裡，但如果王子有罕見疾病，而且兩人都要上班賺錢的話，故事就會變得很不一樣。

確診是 2014 年 8 月的事情，僅僅 16 個月後，2015 年 12 月腰痛就復發了，接著整個 2016 年都愈來愈痛，看來預估中的 3 年太樂觀，現實來得令人猝不及防。面對人生，我當然可以有我的預估，我預估我的，世界運轉它的，世界並不會根據我的預估而調整它的運轉。但說起來很奇妙，從 2007 年底因腰痛看過多次不同科別不同醫生，從來沒有一個醫生想到是不是做個 MRI 檢查？可能沒想過可能跟 NF2 有關。

2016 年的某一天，當時我在中壢某間醫院的神經內科持續追蹤檢查，醫生突然想到也許兩者之間有關聯，決定安排照腰部的 MRI，這才發現我的腰部脊椎裡面已經有大大小小十幾顆腫瘤，突然間多年腰痛纏身的原因謎題都解開了，才知道為什麼之前做各種其他檢查都找不到病因，各種治療都沒有效，腫瘤一直都在那裡，只是多年來沒人發現。這次腰痛發作得太劇烈太久，持續一整年每天晚上痛醒將近 10 次，不只晚上，白天也移動困難，連走路都很辛苦，基本生活已大受影響，實在不能再拖延下去必須要開刀。

持刀醫生看起來充滿自信，對比前一個看我 MRI 片子的醫生則是一臉沒把握：「腫瘤在這個位置開刀風險太高了，很可能會下半身癱瘓，除非大小便失禁根本無法生活，不然建議不要開。」我還記得當時心中的 OS：「哇靠……難道我的人生，就只能在大小便失禁／下半身癱瘓中選一個嗎？這到底是什麼人生！？」還好後來遇到看起來經驗老到的醫生，第一時間就充滿把握地說要立即開刀。動到中樞神經的手術感覺都在賭命，雖然我知道醫生很有把握，可是我依然得做出也許不會醒來的準備。開刀前幾周的某個晚上，飯後我和 Angela 想找地方喝杯酒，我們來到〈來坐夥〉附近的一間美式酒吧「角窩」，因為知道自己即將開第一次刀，也知道絕對不會只開這一次。那晚喝了幾口酒後，我鼓起勇氣問她：「如果在這一切之後我還活著，我們結婚好嗎？」這是個沒有鮮花、沒有鑽戒、只有兩杯調酒，也沒有幸福未來的承諾，在有點吵的酒吧裡的求婚。一點點浪漫或喜悅的氣息都沒有，兩個人都哭得淚眼矇矓。

開刀的感覺有點像是混亂的出差，先帶著大包小包去醫院 check in，接著在醫院裡匆忙地趕各種檢查和登記；隔天一大早被推進手術室，糊里糊塗昏過去，全身不舒服地醒過來。然後是各種按表操課，按時吃飯、吃藥、換藥、量血壓，時間到了就出院。過程中不管是我或陪伴的人都不怎麼舒服，食物不怎麼好吃、床不怎麼好睡、味道不怎麼好聞，所有人都只想趕快把事情做完趕快回家。

小時候家裡都是媽媽管錢，或者該說管理家中一切。媽媽去世後，連提款卡密碼都不知道的爸爸，著實混亂了一陣子。既然有過前車之鑑，於是開刀前，我準備了詳細的資料跟 Angela 交代了各種大小事。比方說我有多少錢、分別放在哪裡、各自的帳號密碼；我有哪些保單、各自是什麼內容、業務窗口要找誰；如果出事的話，當前的工作有沒有需要交代的、有沒有需要幫忙傳的話……基本上就像是在交代遺言。但開完一次刀又一次，然後又一次，接著再一次，16 個月內開了四次刀，遺言交代太多次，到後面已經有點像是例行公事。

如果緣分就是只能那麼短，幸好我們依然記得要把握人生，假設我就醒不過來了，或醒過來但癱瘓了，在還可以把握的時候，至少也要留下一些幸福的回憶。

第一次開刀前抓了幾天空檔，去了一段香港行，在迪士尼的夜間煙火秀，心中暗自許願我們接下來的人生也能像童話故事一樣，從此過著幸福與快樂的日子。第二次開刀前，也安排了幾天空檔去日本大阪環球影城。在跟醫生排開刀日期的時候，看我把日子往後排，問我是要避開鬼月嗎？我回答不是，想說之後也許就要死了，想先出國再玩一次。那一趟也去了奈良跟京都，儘管根本搞不清楚裡頭拜的是什麼神，但在每一間神社前，我們都插上一炷香，為接下來的手術祈禱。在這一趟之後，我開始出現有病就像是拿到人生 VIP PASS 的想法。

第一次開刀之後，緊接著的治療愈來愈緊湊，出現愈來愈多已經不能再拖延的症狀，例如偏頭痛愈來愈嚴重，顏面神經愈來愈無法控制，臉愈來愈歪。開刀之外，也安排了放射治療。前面兩次還可以悠哉地安排出國行程，到後面愈來愈像趕場，身體才剛從上一次手術中恢復，緊接著就是下一次手術。如果每次開刀都有 90% 的機率一切順利，那連續開 4 次刀都順利的機率是多少？如果每次順利的機率只有 80% 呢？賭命，也許就是這麼一回事。趕場般的手術馬拉松，讓我們在一起的前三年，只有前幾個月相對平靜，接著就是一片忙亂。我也想要從此過著幸福快樂的日子，但在那之前，我得先努力活著。

假設我就醒不過來了，或醒過來但癱瘓了，在還可以把握的時候，至少也要留下一些幸福的回憶。

other angels

天使的父母也是天使

2 - 6

現實有時來得又快又狠，連番重擊；但有時候卻反過來，來得又美又暖。

全力創業大約有一年的時間，之後就有了一些變化。妹妹也開始準備創業，正在尋找她的創業項目和夥伴，而我開始到別的空間工作，在那裡做活動、行銷，〈來坐夥〉的日常營運逐漸減少，愈來愈不像是一間店，反倒像是個基地。我的狀態也愈來愈一言難盡，每次遇到新朋友都得說明很久。「我有一間店，還開著，但我同時也全職擔任另外一個空間的活動策展人，只是不必天天進辦公室，沒有表定的上下班時間。偶爾，有人找我去演講或上課，會領到一點鐘點費。同時，我依然是一個病人，得一直回醫院追蹤檢查，以及每天都腰痛得很厲害。」

每次開刀都可能會死，這時候的我完全沒管存錢不存錢，只控制不去消費太高的地方，吃東西買東西不看價錢地活著。只大致控制著不要透支，大部分時候都是月光，除非偶爾有額外收入。有時在網路上看到理財文章，或是關於退休規劃的提醒，我心裡都想著：「呵呵，我搞不好就只能活到明年了，理財？？？退休規劃？？？」

見父母對當時的我而言是大魔王關，完全不知道該怎麼應對，Angela 其實也不知道。但她覺得都交往這麼久了，我也開始開刀了搞不好未來還真的沒機會，應該在還可以的時候，讓她的父母至少見見她的男朋友。

如果你帶男朋友或女朋友回家，你覺得父母會問什麼問題？或換個身分，如果是你的孩子呢？整體來說，我當然有人生規劃；面對有病的人生，確診後就做了規劃所以才開了一間店。我規劃要把握生命、要盡量做自己覺得有意義有價值的事；也規劃要活得更自在、用更我行我素的態度面對一切、用我喜歡的方式做事。我規劃必須經營自己的生活與職涯、讓自己未來有不用靠勞力而是可以靠動腦或出一張嘴賺錢。但這種規劃，我真的不知道要怎麼跟女朋友的父母親說明。

在一般人眼裡，我開了一間店但沒有賺錢、店甚至沒有每天開門營業；說有另外一個工作但又沒有進辦公室上班、每個月都月光只有一點存款、因為有病年紀輕輕就行動不便像個老人；上下樓梯都要人扶，去超市採買每次都讓女朋友提全部的東西。

就像沒有未來那樣地活著，但現在卻也不怎麼精彩。從第一次見面一直到結婚前，中間這兩年多的日子我去過她家裡很多次，至少數十次，而以下這些問題：「你做什麼工作？」、「一個月賺多少錢？」、「開的店有賺錢嗎？」、「生什麼病？為什麼一直開刀？」、「一直開刀住院工作怎麼辦？」、「你們未來的日子要怎麼過？」以上這些，我全部都沒有被問過，他們從來沒有問過我任何類似的問題。Angela 父母的態度很簡單，女兒做了選擇，也決定帶男朋友回家讓我們認識，只要不是個壞人，我們就支持、陪伴。直到結婚後某一天我自己受不了：「你們知道我的工作是什麼？賺多少嗎？」、「你們知道我的病是什麼病？之後可能會發生什麼事嗎？」他們表示不知道，但這是我們兩人的事情，他們不會主動問，我們想說自然會說。

Angela 家裡上一代來自四川，飲食上一直保持著四川口味，餐桌上少不了的味道就是辣。第一次見面時，她爸爸開玩笑說過：吃辣嗎？不吃辣很難進我們家門。我還算喜歡吃辣，但隨著腫瘤壓迫，相關神經受到影響，反應出來的症狀有像是講話

的聲音愈來愈沙啞、吃東西愈來愈容易哽到或噎到、甚至有時候會被自己吞口水嗆到。於是我愈來愈不吃辣，刺激性的食物愈來愈少碰。某次說明過我的狀況之後，從此只要有我在，她家的餐桌上就不曾出現會辣的東西。

因為腫瘤壓迫，身體左半邊比較無力、比較難保持平衡，因此不太能提重物，尤其在不平的路面上。這幾年來每次一起出門，需要提東西的時候她的父母都是一把搶過，霸氣地說：「我們來就好，你扶好 Angela。」開刀到第三次，我愈來愈熟練，知道術後可以喝鱸魚湯補充蛋白質加速復原。這天剛好 Angela 要從桃園家裡過來林口長庚找我，她的媽媽（我現在的岳母）沒有問不是才剛開過刀嗎？怎麼又開刀了？這到底是什麼病？只是親自下廚煮了一鍋鱸魚湯，讓爸爸開車送她過來。甚至也不打擾我休息，我可以不必多做解釋不必花力氣寒暄。連病房都沒有進，單純開車送 Angela 到醫院後安靜地離開。

那鍋鱸魚湯是什麼味道我根本沒有印象，只記得喝湯的時候，我淚眼矇矓，裡面有些什麼料也看不太清楚。

我規劃要把握生命、要盡量做自己覺得有意義有價值的事；也規劃要活得更自在、用更我行我素的態度面對一切、用我喜歡的方式做事。

1095 day

1094 day

1093

Part

3

開一次刀解決不了的，
就再開一次

impracticable
impracticable
impracticable

可能無法再走路了

3 - 1

「喔，這要開刀！」
眼前這位初次見面的醫生一看到我的 MRI 片子，就大聲地說。

「要開刀？」、「對！你等一下就可以去安排住院了。」聽到這句話當下，我嚇到心跳停了一拍。「可不可以讓我安排一下，下個月開可以嗎？」

接著醫生開始看行事曆，和護理師一起確認行程排日子，一邊要我先去登記病房。開刀講起來就兩個字，但對有些病人來說（例如我），光是要找到願意開刀的醫生就已經是第一個大難關。

記得當時台大腦神經外科的醫生也說過：「這個瘤很大顆，一點也不小，超過 4 公分！」、「瘤壓著你的腦幹，開刀風險蠻大的，可能會癱瘓。」、「如果不開……繼續壓著你的腦幹，也可能會癱瘓。」

他並沒有幫我安排開刀，因為一開刀是「現在」就可能會癱瘓，放著不理它是「未來」可能會癱瘓，現在和未來之間似乎很容易就可以做出選擇，我現在只需要持續追蹤檢查腫瘤的狀況，跟每幾個月做一次聽力檢查和 MRI 檢查。

做檢查其實很麻煩，首先我得去掛一次門診，由醫生安排檢查，檢查不會在同一天，得另外再排一天去醫院，儘管已經安排預約，但到了現場通常還是要排隊等；檢查完後，也要再排一天門診，聽醫生跟我說明檢查結果。也就是說做一次檢查，我得去三次醫院，每一次都要排隊和等待。

幾次之後覺得實在太浪費時間，輾轉找朋友幫忙，找到認識的醫生是在中壢的醫院，在那裡可以直接安排檢查，我就可以早上先去照 MRI，當天下午就可以在院內的神經內科門診看結果。這樣方便很多，我當然是求之不得，在一次又一次的檢查中我也開始思考，如果現在腫瘤就大到醫生覺得風險太高不能開刀，那放著不管，它繼續長得更大，未來是不是更危險？還是，我趁現在先處理，勝算會高一些？把疑慮跟目前看診的這位神經內科何醫生說，他表示認同，以他看我的 MRI，他也覺得很可怕，看起來，腦瘤壓迫腦幹壓迫得很嚴重，單純看圖的話，他覺得我應該已經失去一半以上的神經功能，已經是必須要開刀的時候。接著，他也發現我不只腦中有瘤，脊椎中也有幾顆腫瘤壓迫著神經，目前導致我的腰痛，未來可能會導致我大小便失禁。他覺得不能再拖，所以把我轉診到院內的神經外科給外科醫生評估。

「這個位置的腫瘤，開刀風險太高了，很可能會下半身癱瘓，除非你已經大小便失禁，不然建議不要開。」這還不是腦瘤的片子，只看到脊椎的 MRI，神經外科醫生就這樣說，於是我又摸摸鼻子回去找何醫生。何醫生是一位有點溫溫的老先生，他在知道神經外科醫生不想幫我開刀之後，嘆了一口氣，然後用一副終於決定要使出大絕招的樣子跟我說：「你去林口長庚醫院的腦神經外科找張承能醫生，我已經轉過很多像你這類的病人去找他，目前還沒聽過……有人離開人世。」

於是我第一次踏進林口長庚，其實不只林口長庚，包含之前去過的聯合門診中心、台大醫院、中壢的醫院；還有之後的台北長庚、基隆長庚、台北醫學大學附設醫院等等……每間醫院、每一次，都人滿為患，總是得排隊很久。在漫長的等待之後進了診間，張承能醫生是位頭髮有些斑白，看起來跟中壢的何醫生差不多輩分的醫生，不同的是，張醫生講起話來霸氣很多。

「喔，這得要開刀！等一下就可以去安排住院了。」

這話聽得我一則以喜一則以憂，喜的是我第一次聽到醫生說出這麼具體明確的指示，毫不猶豫直接說要開刀，如此堅定有把握的態度，讓我有種彷彿遇到救世主的喜悅；憂的是，我還記得之前看過的醫生說過的話，開這個刀可能會下半身癱瘓，而我還沒做好準備。但拖延也拖不了多久，把開刀時間安排在幾周後，因為也需要有時間調適心情、做一些工作上的交接和調整、以及跟 Angela 交代遺言。

張醫生同時看了我腦部跟腰部的 MRI，當下我腰痛很嚴重，症狀比較急迫，所以先是針對腰部開刀。據我所知，是脊椎第一和第二節，要先把這區域的腫瘤清除緩解我的腰痛。而腦瘤，張醫生表示這顆真的很麻煩，下次再說。跟公司請了半個月的病假，住院快一個禮拜後出院，雖然術後恢復期間我非常不舒服，但手術應該算順利，我沒有半身不遂，腰痛也真的消失了，終於不必再夜夜痛醒。

然後緊接著，要來面對我體內真正的大魔王，那顆壓在腦幹上的腦瘤。剛確診的時候，它就已經超過四公分，又過了兩年多之後，這時已經長到超過五公分。面對這顆大魔王，張醫生並沒有表現出他前一次的堅定與把握，他告訴我：「頭裡面這個瘤，要轉去給另外一個醫生處理，他是專門做這種手術的」

林口長庚腦神經外科的盧郁仁醫生看診的細節我已經有些記不清楚，只記得盧醫生看我的 MRI 看了很久，然後非常仔細地說明我的情況，以及這場刀他打算怎麼開。他說明時的仔細程度，彷彿已經沒有其他病人在等待。跟張醫生相比，盧醫生少了一點霸氣，說話比較平和，但依然很堅定，也說明得很仔細讓我理解。當醫生表現出堅定和把握，病人就會多很多安全感；如果還能把治療過程說明得清楚，那病人同時還會覺得踏實。但大魔王還是大魔王，針對它，我又動了兩次手術，雖然都是在麻醉狀態下沒有感覺，但聽家人說，這兩次的手術時間分別是 12 和 15 個小時左右。

我的第三次手術，也是針對大魔王腦瘤的第二次結束後，術後回診見到盧醫生時，他說：「東軒，你這個腦瘤，我已經用了洪荒之力！」真的是洪荒之力，第二次手術我早上大約七點多進去，很快就被麻醉了，但在加護病房醒過來的時候已經是半夜兩、三點。十幾小時的高強度高專注手術，光用想的就覺得可怕。

只是，腫瘤其實還在那裏，依然在我的腦中壓在腦幹上，我現在照的MRI片子中，依然有一團白白的冷冷的，腫瘤沒有離去。

開刀講起來就兩個字，但對有些病人來說，例如我，光是要找到願意開刀的醫生就已經是第一個大難關。

through surgeries
through surgeries
through surgeries

每次開刀都有代價

3 - 2

全身麻醉是一種奇妙的體驗，我躺在病床上，眼前的呼吸罩罩住口鼻後，吸兩口氣，然後⋯⋯就沒有然後了，我就斷線了，根本不會有時間感。像是立刻，也像是很久之後，一片黑暗中會聽到有聲音從很遙遠的地方傳來：「東東！東東！」、「吳先生你的手術已經結束囉」、「你有插尿管，想尿尿就尿喔。」

全身上下都不舒服，眼皮也非常重。慢慢的我才開始理解當下的狀況，手術結束了，正在退麻醉，身上插著一堆管線，非常不舒服，但我只想睡覺。

第一次開刀是開脊椎，當天晚上出手術室我就被推回病房休息，一直都是昏沉的狀態，到隔天早上我才真的恢復神智。我記得頭痛，非常痛，這輩子沒有這麼痛過，這次開刀明明是開脊椎不是嗎？但相比之下，傷口還比較不痛呢！跟護理師反應後，護理師說，因為開刀過程流失了很多脊髓液，我體內的脊髓液還不夠，正在補充中，所以才會頭痛，要我多喝水、多補充電解質。也許是心理保護機制，在這些痛苦的當下，我都會有一點出神，或者說是游離？有點像是事不關己的第三者，從旁看著這一切。聽護理師說明的時候，我甚至覺得有點想笑，哇！我的人生已經不只是血淚可以形容了，不只流血流淚，還流了一堆脊髓液呢！

雖然被叮囑要多喝水，但頭很痛很痛的時候，碰到任何東西都想吐，大概兩、三天之後才逐漸好轉。接著我發現自己右大腿有一段區域毫無感覺。雖然剛開始時覺得，哇！沒感覺欸，好有趣！又揉又捏確定真的沒有感覺，都不會痛，想著這下我不就跟漫畫火鳳燎原中的火哥一樣了嗎？漫畫裡的燎原火全身都不會痛，我只有右大腿一小段不會痛。問過醫生，醫生表示因為 NF2 都是神經瘤，這些腫瘤都跟神經長在一起，這次在清除腫瘤的時候也跟著拿掉了一小段神經，而那段神經正好影響到我的右大腿。手術前醫生就告訴過我，畢竟是跟神經有關的手術，手術後我可能會感覺到下半身跟術前有點不一樣，但這個不一樣不像我以為的。也許我太天真，原來開刀動手術會從身體裡拿走的東西不只有腫瘤，但這個經驗也得開過刀才知道。

第二次開刀是針對我的大魔王腦瘤，這次輪到盧醫生上場。盧

醫生跟我說過他專門做鑰匙孔手術，是類似微創手術的概念，盡量把傷口弄小，這樣會更安全也恢復得更快。針對我的大腦瘤，盧醫生表示這顆大腦瘤跟我的腦幹密切相連，如果直接拿掉一定會有非常多後遺症，所以不求一次拿乾淨腫瘤，先追求減壓，好爭取更多時間。也許因為腫瘤很大，腦壓比較高、比較容易頭痛；同時我也開始出現顏面神經失調的症狀，左半邊臉愈來愈難控制，吃東西一直漏，左眼也閉不起來。

「你的左邊已經聽不到了對不對？」盧醫生再次跟我確認。他打的算盤是，從我的左耳道開進去拿腫瘤，因為不另外開顱，沒有另外的傷口，這樣安全性很高，也會恢復得非常快。代價是，從耳道開進去會破壞掉這條路徑上的相關構造，我會完全失去左邊聽力。耳道的位置和角度是固定的，洞口也非常小，這種做法實際上能拿掉多少腦瘤，盧醫生也不確定，如果腫瘤的位置剛好對應也許可以拿掉一半，如果不那麼對應那可能只拿掉一點點。但無論如何，都可以先做到幫腦減壓。這是相對安全的手術，醫生覺得值得一試。Endoscopic Ear Surgery，是這種手術的名稱，盧醫生表示已經有很多實例，但如果是用這手術來拿腦瘤，我可能會是台灣第一例。這輩子從來沒有過什麼機會當台灣第一，卻因為這顆腫瘤當了一次台灣第一。

手術沒有實際上看起來那麼簡單，盧醫生並不是單獨主刀，他還找了一位耳鼻喉科醫生合作，由對方負責前段清出耳道的部分，他負責後段清除腦瘤的部分，整場手術耗時十幾小時才完成。當晚我被推到加護病房觀察，隔天才轉回普通病房。盧醫生沒有騙我，真的傷口很小恢復得很快，我轉回普通病房的隔天就可以下床，意識也很清楚，很快就可以拿起手機回各種工作訊息，住院大約一周就出院。不過平衡感很明顯地變差了，左耳也從本來的幾乎沒有聽力，變成完全沒有聽力。付出這樣的代價，腫瘤呢？很可惜，這次只有拿掉一點點，醫生沒有說出具體的比例，我自己判斷就一小半的一小半，也許 10% ～ 20% 吧！若以清除腫瘤作為目標，成效甚微；若以減壓作為目標，成效很明顯。我確實感覺到頭痛減緩，顏面神經失調的情況也有改善。但腫瘤還是必須處理，於是安排了第三次手術。這次盧醫生打算用傳統開顱來開刀，開刀前，他跟我說希望可以拿掉八成腫瘤，這話讓我聽得瑟瑟發抖。前兩次手術經驗讓我知道，手術本身都有風險，風險之外還有代價，可能會從我體內拿走一些腫瘤之外的其他東西，第一次拿走了一小段神經，第二次拿走了一些耳朵的構造，這次如果要拿掉八成腫瘤，風險就先不提了，我還得付出什麼代價？

根據術後盧醫生的說明，我是這樣理解的：腫瘤跟腦幹長在一起，直接拿腫瘤非常可能會傷害到神經，產生很多無法預測的後遺症；於是盧醫生選擇的方式不是直接把腫瘤拿走，而是挖空它，那些跟神經黏在一起的地方不去碰，但把腫瘤內部挖空，減少壓力。在術後，我照的 MRI 片子中，依然可以很清楚看到腫瘤還是在，外觀跟原本差不多，但已經只是外殼，裡面大部分都被挖掉了，整體而言對我的壓迫小了很多。那這次我付出了什麼代價呢？又從我體內拿走了什麼東西？

恢復到可以下病床的時候，我發現已經很差的平衡感又變得更差了，醫生表示，為了要有角度跟空間去清腫瘤，他拿掉我的一部分小腦。平衡感有多差？假設是坐著或蹲著，沒有扶著東西我根本站不起來，會晃到摔倒。上下樓梯，如果沒有抓著扶手也無法走，會暈到摔倒。遇到一些不平整的騎樓，那一兩階的高低差對我而言和懸崖沒有兩樣，我只能繞路走。

接著後面又有第四次開刀，這次再度回來清除脊椎中的腫瘤，第一次開刀是針對脊椎的第一和第二節，這次則針對第三和第四節裡頭的腫瘤，仍然由盧醫生操刀。盧醫生的原則依舊，不要硬拿腫瘤，會造成症狀的要減輕它，還有空間或不太會有症狀的就放給它長。有一顆也很大的腫瘤，到底有多大醫生根本沒告訴我，我自己猜應該比大魔王腦瘤還要大。它有一小半長在脊椎內，一大半長在脊椎外，盧醫生說外面那邊都是肌肉，沒有什麼神經，就放給它長，不要去動它，把脊椎內的這些清掉就好。

跟腦部手術比起來，腰部脊椎的手術根本小意思，至少不用住加護病房；且住院天數更短，恢復得也比較快。但這次我依然又付出了一點代價，第一次的腰部脊椎手術拿掉了一小段右大腿的神經，這次則是拿掉了一小段左大腿的神經。這次的影響不只是沒感覺，我也失去了對部分左大腿肌肉的控制。當左腿彎曲到某些角度的時候，我會因為完全無法施力而整條腿軟掉。一開始會發現，是因為我直接在馬路上腿軟摔倒。於是得調整自己走路的方式，以免一直腿軟。還有什麼時候腿會呈現彎曲狀態？上下樓梯、爬坡、跑步……有一次我在巷子內突然想測試，想確定我是不是真的不能跑步了？邁開雙腿想小跑幾步看看情況，下一秒我就摔倒在柏油路面上。

因為我是 NF2 患者，腫瘤幾乎都是長在中樞神經上，每一次開刀都有風險，不是全身癱瘓就是下半身癱瘓；風險以外，原來手術會從體內拿走的東西不只有腫瘤，原來每次開刀還都有另外的代價。只是想要可以正常的健康活著，但我還要為此付出多少代價？

哇！我的人生已經不只是血淚可以形容了，不只流血流淚，還留了一堆脊髓液呢！

sound of rain
sound of rain
sound of rain

聽見下雨的聲音

3 - 3

第三次動的手術是開顱，醫生用傳統刀打開我的腦清除腦瘤。這次花了比較多天才出院，總共住院將近兩個禮拜。出院回到家那天晚上，我睡得非常不安穩，一直從惡夢中驚醒，一直夢到我還在加護病房。雖然在第二次手術也住過加護病房，但就只睡一個晚上，隔天早上就轉回普通病房了。

我在加護病房醒來的時候，已經是半夜兩、三點，身上不只插著尿管和各式點滴，還插著呼吸管。插著呼吸管的我完全無法說話，而護理師們怕我動手拔管，把我的雙手綁在病床上。

那是非常糟糕的感覺，不能說話，連比手畫腳也不行，護理師們都很忙碌，不可能一直在病床旁邊觀察我想表達什麼，我完全無法跟人溝通。雖然很不舒服，我無法告訴護理師我不會自己動手去拔管，所以他們不敢放開我的手。手被綁著的痛苦之處在於，連抓個癢都做不到，不管手癢腳癢背癢脖子癢，都不能抓；癢的感覺很煩，真癢起來時比痛還難忍。

每天，我早上需要清痰，因為呼吸管還插著，吸痰會直接接觸到我的喉嚨，引發劇烈咳嗽和嘔吐反應；我整個身體弓著咳嗽和乾嘔，過程中護理師會使力按住我然後繼續吸痰，我咳到流淚，但不能說話，手也依然被綁著。每天，我也需要簡單清潔身體，會有個護理師脫掉我的衣服褲子，用毛巾幫我做一次簡單的身體清潔。我躺在病床上光著下半身、雙腿開開，同時還插著尿管跟呼吸管。在這種狀態下，護理師拿著毛巾幫我把身體都擦過一遍，同時她會說：「啊，你都沒大便喔？你有穿尿布啦，想大就大沒關係。」

像這樣子在加護病房真的好痛苦，我只是一塊肉，一塊還在呼吸的肉，我是誰根本不重要也沒有人在意，這裡的人們唯一會關心的事情，就是讓我能持續呼吸下去。所以拔掉呼吸管後，一可以說話，就拜託老爸趕快去跟醫生說，讓我轉回普通病房。

出院後我問過朋友，朋友說，其實只要先準備好紙條或紙板，例如背癢或鼻子癢，可以在插著呼吸管的情況下和護理師溝通，她們通常很願意幫忙，讓病人能感到舒服一點。只是，我是第一次這樣住加護病房，事先並不知道可以先準備來跟護理師溝通。

加護病房和普通病房位在不同樓層，我在換病房時搭了電梯，聽到裡面有另外兩個醫院的員工在聊天。

「你剛從下面上來喔？」、「對阿，今天送三個下去了。」

不知道為什麼，但當時我立刻就知道「下面」指的是太平間。

我才剛從加護病房出來，虛弱地躺在病床上什麼都不能做，老爸站在旁邊，他也才剛度過生命中驚心動魄的幾天，聽著身旁兩位醫院員工閒聊著今天已經送了三具大體下太平間。我應該又進入抽離狀態，當下心中湧現出一股荒謬感，覺得眼前這個畫面荒謬得可笑，人生有這樣的時刻也算特別。

回到普通病房時我覺得好快樂，呼吸管已經拔掉了，可以開口講話，手也沒有被綁住可以盡情抓癢。在普通病房時，家人可以隨時在旁邊，不像加護病房只有特別時段開放，一切都好快樂。又過兩天，尿管一拔就可以自由上下床活動了，然而一嘗試下床後，我就感覺不對勁。

平衡感差到幾乎趨近於零，連只是站立在床邊都做不到，我必須雙手牢牢抓著病床的扶手，但儘管這樣做也還是站不直；嚴重複視，兩隻眼睛各自成像，如果有人拿一杯飲料給我，我會看到兩杯，不知道該伸手接哪一杯？講話的聲音也很奇怪，極度沙啞極度低沉，像電影裡的教父，那種聲音，一聽就知道不是正常人會發出的。除此以外，細部控制也做不到，手指甚至無法比出一、二、三、四，拿筷子更不可能，連拿湯匙都有困難。醫生安排了復健師，我做過一些簡單測試後，他告訴我：「肌肉有力氣，但要多活動，讓神經重新建立連結。」

一開始我先由家人攙扶，試著在走廊上走動，接著自己扶著輪椅走，然後扶著牆壁走。一天下午，應該已經是快出院前的兩、三天，那天天氣很好，陽光隱隱從病房窗簾中透了進來，我想走出去曬點太陽，就扶著走廊牆壁慢慢走到外面的視聽室。視聽室的窗簾都是打開的，陽光就這樣撒在視聽室的椅子上。

我坐在那裡休息，戴上耳機，用手機播著音樂，隨選播放清單放著，沒有特別挑選曲目。然後，聽見周杰倫的〈聽見下雨的聲音〉，我其實不知道為什麼，是因為旋律？或是歌詞？也可能只是情緒剛好到位？總之我開始哭，一邊聽著這首歌一邊哭。然後，我把它設定成重複播放，還是一直聽、一直哭。也許是為自己的委屈而哭，覺得既委屈又不甘心，為什麼我得承受這些？為什麼我要受這些罪？我明明是一個又努力又善良的人，為什麼我要生病？也許是因為心疼自己而哭。知道自己有病之後，人生就是衝衝衝，衝著創業，衝著工作，衝著談戀愛，衝著做我覺得有意義的事；同時也沒有逃避治療，一直做追蹤檢查，一直尋找能幫助我的醫生，找到之後，就一直開刀。儘管身體還很虛弱，也儘管有些失去再也無法復原，但我知道終究會慢慢恢復，狀況總是會比現在更好一點。經過這兩次面對大魔王腦瘤，我知道可以暫時喘口氣了。付出這些代價之後，我得到了一些時間，不需要再用可能只剩三年的節奏活著了。

熱戀的時刻最任性，不顧一切的給約定。
終於聽見下雨的聲音，於是我的世界被吵醒。
發現你始終很靠近，默默的陪在我身邊，態度堅定。

當聽到這段歌詞的時候，我想起 Angela，想起那次求婚，我知道她晚點下班後會急匆匆趕著搭車來醫院看我。我今天成功自己從病房走到視聽室，她一定很高興。我想著這些，坐在視聽室的椅子上，哭到無法自已。平常視聽室總會有兩、三位病人在這看電視，但這個下午，視聽室一直沒有別人進來，這天輪到在醫院陪我的家人是妹妹，她自始至終都沒有跟我說話，默默回病房拿了一包衛生紙，放在我旁邊的空位上，然後坐到更遠處去。在那一個小時裡，我們一句話都沒有說。

覺得既委屈又不甘心，為什麼我要受這些罪？我明明是一個又努力又善良的人，為什麼我要生病？

electrotherapy
electrotherapy
electrotherapy

三十秒療程，吐了三小時

3 - 4

雖然幾天後出院了，但身體的狀況還是很糟，完全沒辦法自己出門，當時叫外送還沒現在這麼方便，三餐都是託人買回來。依然嚴重複視，看每樣東西都看見兩個，沒辦法判斷真實位置和距離，常常伸手但摸空，只好平常都帶眼罩遮住一隻眼睛。只用一隻眼睛生活，最常做的事情就是睡覺，還有帶著眼罩追劇。

兩個月後，我又在林口長庚住院了，不同於上次，這次我通常躺在病床上休息，因為這次是接受放射線治療，副作用是常在病房廁所裡抱著馬桶吐。對於我體內已知的十幾顆腫瘤，盧醫生的治療方針很簡單：用手術拿掉可以拿掉的，剩下的用放射線打一輪然後就放著。不追求體內腫瘤清零，跟它們共存。但放射線治療有個限制，如果腫瘤已經太大（比方說大於三公分）就不會有明顯效果，比較大的還是需要用手術拿掉。

放射治療後，因為副作用嚴重，回到家後都很不舒服，像是很嚴重的感冒，全身無力、頭昏想吐，甚至一度昏倒過在從房間出來要去上廁所的路上。還好那次昏倒是直接倒地而已，沒有撞到東西。有過這次經驗，我跟放射科醫生說，可不可以讓我住院做治療？一來我省去舟車勞頓，二來，也可以就近觀察我照射後的副作用情況，如果真的情況嚴重，至少在醫院可以立刻有所處置。

針對腦部腫瘤做的放射線治療，療程分成三天共三次，所以安排三天住院。放射科醫生跟我說，通常來說，治療的副作用應該不會太嚴重，但由於我上次的副作用反應很大，再加上這次是針對頭部，可能會很不舒服，此外他覺得我的體質似乎比較敏感，所以請我有任何狀況要立刻跟護理師說。治療安排在下午大約兩～三點，差不多照射 30 秒鐘後，接著就回到病房等待，等待副作用出現。這次的副作用是天旋地轉，然後開始吐，狂吐，吐到沒東西可吐後，因為太痛苦，於是喝水讓自己有東西可吐。嘔吐通常會在照射完的兩小時後開始，持續三、四個小時，大約晚上九點～十點的時候停止。這時候我終於可以吃點晚餐，拿起手機回點訊息，接著明天再來一次。這讓我想到化療，雖然我自己沒有做過，但當年媽媽血癌治療時有做化療也是一直吐，還有掉頭髮。

我有一個很要好的高中同學，我叫他爽哥，因為他真的過得蠻爽。跟我相比，他的家庭經濟無虞、學歷更好、工作運也更好，在科技業擔任不用爆肝的高薪工程師。愛吃愛玩、懂得享受美食、也注重生活品味。很窮的學生時期，我們一起做過不少蠢事，例如會去當自助餐的第一組客人，然後把湯裡面的料都撈光；或是去加飯不用錢的便當店叫一份便當兩人一起吃一份菜，吃到老闆看不下又主動加了點菜給我們。大學某一天，他打電話給我：「我考到駕照了，陪我去練練車。」這一練，我們兩人從台北練到宜蘭，再從宜蘭練到花蓮，半夜十二點多在花蓮四處找旅館；接著隔天從花蓮練到台中，再從台中到新竹，被一台闖紅燈的機車撞上。對方還是學生，手腳都破皮流血，儘管錯在對方，我們還是掏出身上當時僅剩的一百五十塊給了他當醫藥費。

第一次出門練車就繞了半個台灣，那是還沒有手機導航的年代，沿途買地圖、問路，花光身上所有的錢，連油錢都快沒了才好不容易平安回到台北。

出社會後，爽哥愈來愈爽，對於我給他「爽哥」的稱號他也甘之如飴，從來沒有想過要糾正我。我在確診後，因為忙於自己的人生，跟老朋友的聯絡就變少了，最後一次一般見面，是開店那一年在我生日的時候，他來店裡參加慶生派對，當時還聊到他準備要創業，跟朋友集資了一筆錢，要開一間科技新創公司。爽哥一切都很爽，至少在那時候。

接著我聽到消息，他在某次健康檢查發現罹患大腸癌第三期。緊急安排開刀、手術和接下來無止境的化療，工作當然也不能做了。在他化療的空檔，我到他家去找過他，太出乎我意料，他瘦得只剩皮包骨，眼睛裡毫無神氣，儘管我自己也是病人，但當時我完全不知道該怎麼跟生病的他相處。那個下午，我們只有簡單聊聊天，互道一些彼此也許都不真心相信的祝福，許下一些我們可能都不覺得會實現的承諾，接著我又回到我的罕病人生，繼續趕自己的進度，沒過多久，就聽聞他的死訊。

在病房廁所裡抱著馬桶狂吐的第二天，我想起爽哥，想起那天下午他跟我說，自己已經做過十幾次化療，一直吐但還是要繼續做。我心中湧現一股強烈的歉疚，我好想跟爽哥說對不起，對不起在你那麼痛苦的時候我卻都沒有陪你。我只顧著趕自己的罕病人生進度，卻忘記要把握當下陪伴我的好朋友。那天晚上，我就這樣抱著馬桶一邊哭一邊吐。

我只顧著趕自己的罕病人生進度，卻忘記要把握當下陪伴我的好朋友。知道他走後，那天晚上，我就這樣抱著馬桶一邊哭一邊吐。

leave me alone
leave me alone
leave me alone

不要再關心我了好嗎？

3 - 5

雖然不是每次，但在手術後遇到有人問：「還好嗎？」我通常都是回答：「不太好。」

是真的不太好，頭痛、傷口痛、這裡或那裡痛，總是會有個地方痛。行動也不太方便，手術後的身體總會感到有些不一樣，都得花時間習慣；心情上也很焦躁，覺得大家都在自己的人生上前進，但我一直被困在醫院，一直卡在這裡，所以不管生理心理上都不太好。

探病這件事，不知道其他病人怎麼想，除非是夠熟夠親密的朋友，不然我是有點排斥，幾次住院都是全面拒絕探病。手術後那幾天，要容光煥發很難，氣色要紅潤、眼睛要有神，很難；通常那幾天也還不能洗澡，尿管還插著的時候甚至不能到廁所梳洗，同時身上還穿著很醜的病人服。除非是夠熟夠親密，見到對方對我而言是充電，能讓我感受到能量恢復，或是能讓我感受到他真的用心同理我，真的感同身受我的感覺，真的想分攤我的痛苦或是為我做一點什麼，不然並不會想在這種醜態下

見人，這是拒絕探病的原因之一。

另外一個原因是，其實很尷尬。你問我好不好？我說不好，然後呢？你問我工作還行嗎？收入夠用嗎？我說不行、不夠，然後呢？那如果要我不要那麼直接回答，而是講一些還可以、勉強、就撐過去囉……一類的場面話，那我很累；需要計算的社交行為是很耗腦力的事情，在術後體力很差的情況下卻還得做這種很累的事？似乎沒什麼效益，能免則免。

但當我狀況好一點了，可以思考了，看到已經連續幾天都陪在身旁的家人，我又會感覺到歉疚；這種時候問我要不要這個？要不要那個？要不要來一點什麼？我通常還是會說不要，因為不想繼續麻煩家人，也想讓他們可以喘口氣。老爸總說我做人有點機車又太直接，但在那種狀態下我真的沒辦法去體諒他人對我的關心，當下無法思考，只好一概拒絕。

妹妹跟 Angela 早已摸清我在想什麼，很多時候她們不會關心我

想要幹嘛，而是直接做我想要的事。我有喝咖啡的習慣，當術後幾天恢復得比較好一些，也問過醫生確認可以喝咖啡了，如果當天精神還不錯，她們會默默消失半小時，然後帶著一杯咖啡走進病房。住院期間不會工作，喝咖啡倒也不是為了提神醒腦，就是滿足感覺吧，在住院的苦悶中來一點正常生活中才會出現的事物。在病床上啜飲咖啡的當下，我能假裝自己已經回到正常生活，感受到一點生命的美好。

醫院的美食街在用餐時段總是人滿為患，熱門選擇都得排隊，有時儘管有想吃的東西，卻也捨不得請家人去幫忙買。某些早晨我睡醒之後，會發現麥當勞的早餐在旁邊，她們不會問我想不想吃麥當勞早餐這種已知答案的問題，而是直接去做，直接帶給我一份有薯餅的早餐和一整個早上的好心情。

第三次開刀後，尿管插著好幾天都沒拿下，一直沒辦法洗澡，只能用毛巾擦身體做簡單清潔，也沒辦法好好的洗臉刷牙，一直覺得自己很髒。那天妹妹偷偷做了個小安排，還一度忍不住說溜嘴，她說：「晚點我安排了你一定會喜歡的。」

沒多久後，一位阿姨帶著她的裝備走進病房，原來妹妹跑去醫院樓下的洗髮部，直接把阿姨請上來病房幫我洗頭。阿姨熟練的移動病床，架好設備，簡單的家庭理髮式的十分鐘洗頭，對當時只能躺在病床上的我而言，就是最尊榮的享受。沒有人問我想不想、要不要？是觀察、同理，然後直接去做我一定會喜歡的事情。

出院後也是，那時候我住在店裡，〈來坐夥〉裡有個小房間就是我的家，平常生活起居就在店裡。有些朋友根本沒有問，也沒有傳訊息告知，我回到家後會發現這裡桌上多了一盒雞精、一盒人參；也有朋友在知道我已出院後，直接帶著食材來到店裡下廚，煮麻油雞、煎牛排、羊排給我吃。還有那一鍋 Angela 媽媽煮的鱸魚湯，他們一樣沒有多問，就是煮好送過來，甚至也不踏進病房以免我還要打起精神招呼他們。這種實際的作為和體貼總讓當下的我覺得很暖心，至於純粹的口頭關心就看狀

況，在我已經恢復到可以社交的時候沒大問題，但是在我狀況還很差、還沒有太多體力的時候，能免則免。

「愛我，就給我錢」，這是有時候會在網路上看到的句子，本意應該帶著一點搞笑或不正經，但每次看到的時候我都還是很有共鳴。

要表達愛或關心，有時候用做的會比用說的更有力。對某些病人來說，要回覆各種關心應該也是很疲累的事情，如果沒有實質上的效益，關心有時更像是一種消耗，相較起來，實質作為會更好一點。不過這樣似乎又過於嚴苛了，面對病人，有時候我們確實會不知道能做什麼，同時也真的想表達關心，那怎麼辦？

我收過一些看了就暖心或開心，而且負擔很低的關心訊息，負擔很低指的是我知道我可以不用回覆，或我可以隨便回覆。已讀不回沒關係，亂回一通也沒關係，於是負擔很低，沒有什麼

社交壓力；這種訊息大致上就是一段他想跟我說的話，可能是感人的話也可能是笑話，以及他確實關注我的狀況，希望一切都能順利，這訊息只是希望我看到，但我可以不用回覆，也沒有另外問我任何需要回答的問題。

真的感同身受我的感覺，真的想分攤我的痛苦或是為我做一點什麼，不然並不會想在這種醜態下見人，這是拒絕探病的原因之一。

rehabilitation
rehabilitation
rehabilitation

3 - 6

熱鬧的復健室

2018年1月腦部開刀，3月底針對腦瘤做放射治療，5月中腰部開刀，到7月多的時候我恢復到不用再拄拐杖走路、精神好的時候不會複視、講話聲音也不再像教父。這時候盧醫生表示，恢復得還不錯，接下來該去做點復健。從2017下半年開始，因為腦瘤壓迫，開始出現顏面神經失調的情況，雖然第二次手術後有略略改善，但基本上左臉還是無法控制；1月那次手術拿掉了一部分小腦，之後就明顯感覺到各種肢體控制、不管大動作小動作的協調都差非常多；5月那次腰部開刀時又拿掉了一小段神經，於是左大腿有部分肌肉不能控制，整條左腿都覺得怪怪的。這些影響說大不大，說小也不小，比較明顯的影響例如不能跑、不能跳、走樓梯一定要抓著扶手、蹲不下去、站不起來、只要路不平整就走得很困難、遇到高低差更是，左手也不能出力。另外也有比較小的影響，例如手眼不協調、手指做不出比較細微的動作、左眼不能閉、吃東西容易嗆到、喝東西會漏、咬字不清……不至於不能生活，但確實不太方便，看著笨拙又歪七扭八的自己也是看得一肚子氣。

〈來坐夥〉位在基隆路旁邊的嘉興街上，用走的就可以到後面的台北醫學大學附設醫院，這裡也有復健科，我決定就近在這邊做復健。復健做起來蠻好玩的，這裡有一些常見的運動器材，例如跑步機、滑步機、瑜珈球、彈力帶……指導我們做復健的，我不知道他們的正確職稱是物理治療師或職能治療師，又或者是復健師？（他們沒介紹過自己，我都叫他們復健師。）

復健師會指示我做一些動作，有些動作可以直接做，有些要搭配器材使用，並觀察做的狀況調整難易度。做完指定的次數之後就是下一個動作，因為復健室人太多，有些熱門器材還得排隊。每一次復健大約半小時多結束，有點像是去做運動，但跟重量訓練很不一樣，動作不像是訓練肌力，比較像是在訓練身體同時做很多件事。復健師叫我做動作的時候，只會說他希望我能做到的幾個目標，並不會說明這些動作的原理。我想他們就算想，也沒時間，因為人真的很多，多到你若做到一半不小心跌倒，應該就會撞到旁邊的人。每位復健師同時都得負責好幾位病人，很神奇，幾次復健之後我就明顯感受到進步，身體比較協調了，走樓梯時扶手可以不用抓那麼緊，鞋帶掉了可以蹲下去綁，綁完甚至還可以自己站起來！

每看一次門診可以排做六次復健，要在大約兩周內做完後，必須再讓醫生看診一次，才能再排六次。我在北醫做過兩輪共十二次，過程中我會偷偷觀察復健室裡的其他病人，從年輕到年老都有。看起來十幾歲或二十幾歲的人多是父母陪同，看起來跟我差不多三十多歲的都是自己來；四～五十歲的則是伴侶陪同，更大一點已經白髮蒼蒼的，幾乎都是外籍看護陪同。我會暗自拿自己跟其他人比較，在北醫的復健室裡，我發現自己的狀況已經算是相對不錯的。肢體協調上感覺到明顯進步，至於顏面神經的部分則是無感。做完十二次後我換到〈來坐夥〉巷口一間新開的復健診所，在這邊我有特別跟醫師說希望能改善臉部，每次來都有做紅外線照射和冷熱敷等，也有做復健師指示的臉部動作，但我完全感覺不到改善，依然完全無法控制我的左臉，就連挑眉也做不到。大約就是在這段時期，我開始出現這樣的念頭，會不會我正在走自己的英雄旅程？

英雄旅程是一種常見的敘事結構，或甚至可以說是一種公式，很常用在各種故事和戲劇中，例如近年很紅的超級英雄電影，或古時候的各種神話故事。英雄在成長的過程中，總是會遇到挑戰，接著失去原本所擁有的。鋼鐵人被綁架後失去了所有的東西，成為鋼鐵人後甚至失去過鋼鐵裝；蜘蛛人失去了班叔叔、雷神索爾失去了雷神之錘、蝙蝠俠失去了父母、哈利波特失去過魔杖、魔女宅急便中的魔女琪琪一度失去魔力。失去之後，他們重新經歷一段認識自己的旅途，找到自己的本質，發現真正的力量來源。他們並不是因為所擁有的而了不起，所以就算失去了也不會影響的本質。在重新發現和建立自己的過程中，成為某種更成熟的英雄。例如雷神之力是索爾自身的能力，雷神之錘只是工具；鋼鐵人之所以成為鋼鐵人不是因為鋼鐵裝，而是因為他的頭腦和性格，鋼鐵裝是他能力的呈現，並不是他的能力來源。

對於沒有超能力的我們來說，如果失去通常應該讓人感到自豪的事物，例如家世背景、亮麗外表、聰明才智、頭銜名聲、天賦才華……那剩下的本質會是什麼？還能成為怎樣的英雄？以我來說，疾病讓我失去了獨立性，原本可以獨當一面的我，現在做很多事都需要別人幫忙；也失去了流暢的口條、俐落的反應、靈活的身手，這些都是我曾經引以為傲的，但現在沒有了，那剩下的本質是什麼？該如何重組自己，至少在我的人生裡當一個自己的英雄？之所以要復健，我知道是因為歷經腫瘤壓迫和手術開刀，過程中有許多神經受損，有些甚至已經壞死，因此我也思考，也許復健並不是要找回曾經擁有但現在失去的能力，是重新建構能力，找到新的方式運用那些沒有失去的部分。畢竟有些失去回不來，壞死的神經就是壞死了。不是找回失去的、曾經擁有的，而是重新利用剩下的、建構出新的，然後我就能用新的方式來重新做到那些以前能做到的事情。

曾經引以為傲的，但現在沒有了，那剩下的本質是什麼？該如何重組自己，至少在自己的人生裡當一個自己的英雄？

Part

4

有可能重拾正常的人生嗎？

about now

4 - 1

經過這些，我好了嗎？

知道自己有罕病之後，我常在臉書上寫跟生病有關的貼文：心情、症狀變化、治療過程……隨著日子過去，貼文也愈寫愈長。開完四次刀後，我開始寫一些經歷辛苦治療過程後的感觸，某天，在某一則貼文下方出現這樣的留言：「想知道你的病是怎麼好的？」不只這則留言，有時候是收到私訊；有時候是在現實中跟新朋友或舊朋友聊到生病相關的話題時，時不時會有人問：「那現在治好了嗎？」

電影〈魔戒〉裡，魔戒遠征隊最後成功摧毀魔戒，消滅了魔王索倫，讓中土世界重歸和平。但在這好不容易得來的和平裡，魔戒遠征隊中最主要的持戒人佛羅多，卻決定要離開中土世界，跟著精靈前往他們的國度。為什麼要離開？為什麼不能享受這得來不易的和平？「有些傷口是無法癒合的。」佛羅多說。在魔戒遠征的過程裡，他同時遭受生理上和心理上的創傷，這些傷不會好，在中土世界他無法得到平靜。我幾次開刀的傷口都好了，雖然留下了疤痕也有一些後遺症，但傷口都癒合了。和佛羅多不一樣的是，不會好的不是我的傷口，而是我的罕見疾病。

NF2 是基因造成的疾病，我只能等待未來的基因編輯技術，直接從我體內把相關的基因給修改掉，目前沒有能夠根治 NF2 的治療方法，能做的只是處理長出來的腫瘤。但就算處理了，腫瘤也可能會繼續在身體別的地方長出來。

我從小學就近視，戴眼鏡戴了二十幾年，2019 的某個月起，我覺得看東西變得不太清楚，懷疑是不是近視度數又增加了，於是去重新配眼鏡。驗光師辛苦測試完一輪之後跟我說：「你的左眼看不清楚不是度數問題，是視力問題，不管度數怎麼配，都只有大約 0.5 的視力。」這話讓我大受震驚，一直以來只要度數配夠，兩眼就都能有 1.0 以上的視力，現在竟然只剩 0.5 ！？問過醫生，醫生表示之前腦瘤壓迫應該還是有影響，而且顏面神經失調造成左眼無法完全閉合，也會影響眼睛，例如眨眼頻率，更容易乾澀、受傷，視力變差很正常，未來也得更小心保養，不然會衰退得更快。

我每天都得點眼藥水，晚上睡覺要戴著眼罩。但就算如此，還是可以感受到兩眼視差愈來愈大。左側的東西我比較看不清楚，稍微疲累就會複視；左眼不太能眨，也不能完全閉上，空氣品質比較差或風大、較冷的時候，都非常不舒服。我常常想，乾脆戴蛙鏡出門算了，醜是醜了點，但至少眼睛比較舒服。

也是在同一年，有幾天我突然頭很痛，毫無原因的頭痛，既不是因為感冒也不是因為睡不好，那陣子工作也沒有太累。持續好幾天後，我忽然福至心靈冒出一個念頭，翻出家中的血壓計量血壓，這一量發現收縮壓超過 190。趕到附近診所，在診所量血壓時已突破 200/130，醫生表示舒張壓高得離譜，做過基本檢查之後，趕緊開藥給我吃，接著安排至大型醫院掛號、檢查。跑了幾次醫院後，醫生說：「檢查不出有什麼異常造成血壓這麼高，但我查過一些國外研究，NF2 病患中有一定比例患者會出現高血壓症狀，目前不清楚背後的機制，但有觀察到這樣的現象⋯⋯」於是我也成為了一位高血壓患者，開始要固定長期吃藥控制血壓。

手術後還是持續要回醫院追蹤檢查，一年裡還是會照幾次 MRI，看看放射線照過的那些腫瘤是否都乖乖的。每次回診盧醫生的心情都不錯，腫瘤們都好好地沒有動靜，有的看起來甚至還變小了：「因為在誤差範圍內，所以也不能說腫瘤有變小，但很明顯地，沒有變大，之前做的處置目前都有得到預期的效果。」

某天我覺得右手怪怪的，手指有點麻，持續了好幾天。於是做了一次 MRI 針對新的位置：脖子。檢查後發現脖子裡有一顆很小的腫瘤，是之前沒發現過的新腫瘤，還很小顆，目前影響到的只有手指會麻。但盧醫生表示這位置他很擔心，脖子裡的神經太多了，這位置他真的也不想開刀，未來風險不可小覷，不能放置不管，此外，另外兩位專門做放射手術的醫生，也都表示這樣的位置跟大小，目前不建議做任何處置。於是跟幾年前一樣的情況又重演了，眼前只有兩條路：祈禱腫瘤不要再長大，以及等它長大出現更嚴重的症狀之後，再賭命處理它。有時候會有人跟我說：「東東你已經辛苦過來了，之後可以好好地幸福了。」這話聽在我耳裡跟加油有點像，我就笑笑點頭，可能說聲謝謝或我會努力，但在心裡大多是苦笑。我知道這個病不會好，但別人不一定知道，其實他們也不需要知道。

最近一次回診，盧醫生突然說，之前的觀察和處理都是在脊椎，從腰到脖子到腦，但胸椎也要注意一下，NF2 在中後期有些腫瘤會發作在胸椎。NF2 就像是體內有個炸彈客，它會一直找機會在我體內安裝炸彈，一旦發現就設法拆彈，但炸彈客不除，就會一直再冒出新的炸彈；你一邊拆，它一邊裝，拆拆裝裝，循環往復，這是我對 NF2 的理解。要直接除掉炸彈客的方法，只能等待基因編輯技術的發展，在那之前，我就是得這樣跟炸彈客無止境地糾纏下去。有些疾病是無法被治癒的，至少到目前為止，NF2 就是一個這樣的疾病。

目前沒有能夠根治 NF2 的治療方法，能做的只是處理長出來的腫瘤。但就算處理了，腫瘤也可能會繼續在身體別的地方長出來。

catch up

4-2

趕一點落後的人生進度

2018年底重回職場，在一間新的品牌商務空間擔任行銷。前半年是忙碌的初創階段，雖然我過去幾年都是混合式工作（大部分在家遠距工作，少部分時候進辦公室），但那半年我幾乎天天進公司，常常到下午三、四點才吃午餐；期間我也負責團隊招募，但因為工作時間很忙，面試大多排在晚上，常常晚上八、九點還在公司和求職者面談。

〈來坐夥〉到了後期店已經不是店，因為我大多在處理正職工作，這裡不開門營業，主要作為討論事情的基地以及妹妹創業公司的辦公室，還有我的住處。剛好工作也稍微上了一點軌道，又考量到〈來坐夥〉只剩下半年多租約，Angela和我決定來趕一點落後的人生進度。我們開始看房子，一開始就只是看而已，想先了解買房的花費和流程，再回頭評估我們的狀況規劃下一步。但看一看發現，咦～好像買得起？Angela的父母住在桃園，他們親子之間感情很好，也對我很好，這樣的緣分我希望可以變得更緊密，不要因為結婚後住得遠而疏遠，所以一開始就設定，如果買房就是買在桃園，而且要離他們家很近。過去幾年我只忙著活下來，沒有關心過房地產，認知還停留在很久以前。我一直以為買房要自備25～30%頭期款，貸款年限最長 20 年；開始看房才知道，貸款年限也可以是 30 年。如果是跟建商買的新成屋，頭期款有機會只要 15%（當時），剩下 85% 都貸款。算一下數學，假設是一間 800 萬的房子，15% 頭期款是 120 萬，再加上一些雜費，不額外花錢裝潢，家具家電先省著點買，合計大約 150 ～ 170 萬差不多可以搞定。剩下的 85% 用貸款，以當時利率貸款 30 年，每月還款金額大約是 24,000。

原本只是看一看，這下卻發現只要兩人合力就買得起，雖然通勤累了點，但能有個自己的窩，也離她的父母很近。想法一確定後，接著就依著我們過去這幾年的節奏開始行動。每個周末我們都會回桃園去看房，一個周末看 2 ～ 4 個新成屋的建案。白天看房，晚上討論，討論每個建案中我們喜歡什麼、討厭什麼，歸納出我們各自在意的點。兩個月內我們看了超過 20 個建案，然後終於出現了，我們兩人都想買的房子終於出現了。約驗屋的那一天，我們兩人和她爸媽，一起去了桃園戶政事務所，辦理結婚登記。這當然是安排好的，這天是 9 月 20 日，我們就是安排要在這一天結婚，取數字 920 的諧音（就愛你）。「如果在這一切之後我還活著，我們結婚好嗎？」還記得那天晚上在基隆路上酒吧角窩的求婚嗎？從她淚眼矇朧的點頭，到桃園戶政事務所的結婚登記，這段路我們走了九百多天。

如果在這一切之後我還活著，我們結婚好嗎？

about love
about love
about love

罕病夫妻的幸福劇本

4-3

婚後，Angela 有時候會用一種想笑但又憋著的表情看我。「幹嘛？」我問，「覺得幸福，忍不住想笑。」Angela 回答。「那就笑出來啊為什麼要憋著？」

我常在想，什麼是幸福？

Angela 起床出門時我通常還在睡，要通勤到台北上班的她都很早起，安靜梳洗和換完衣服後，出門前她會抱一下還在睡的我，親一下或摸一下臉，輕輕說聲我出門囉。這時我通常還在半夢半醒之間。起床後，常常會懷疑剛剛這些真的有發生過嗎？或者只是我的一場晨間美夢？

開刀後，我需要的睡眠時間更長了，通常起床時已經將近十點。新家的採光和景觀都不錯，房間裡有低檯度的大面窗，直面重劃區的大公園。我下床後第一件事，是坐在免治馬桶上，看著窗外的藍天和公園；完成梳洗後來到客餐廳，打開膠囊咖啡機，幾十秒後就有一杯香濃的咖啡，空氣中也飄著一股淡淡的咖啡香。工作到下午，有時會回床上小睡一下，有時會到附近公園散步。桃園的天氣很好，大多數的日子都是晴天；也因為比較乾燥，就算熱也不會太悶。

Angela 下班回到家後，我們會一起坐在電視前，一邊吃外送晚餐一邊追劇，洗完澡後，有時會聊一下天，聊聊工作上的事情；有時就把燈光調暗，放著舒緩的音樂喝杯威士忌，或在夏夜時，喝冰涼的蜂蜜氣泡水。沒有腰痛的睡眠很美好、Angela 出門前的輕撫和絮語很美好、免治馬桶溫熱的馬桶座、溫水沖洗和暖風吹乾都很美好、藍天白雲很美好、濃醇的咖啡很美好、寬闊的公園很美好，吹在身上的陣陣輕風很美好、看劇、美酒、氣泡飲料統統都很美好。

我想幸福也許是美好的堆疊。

我們和 Angela 的父母住得很近，他們現在已經是我的岳父母，於是時常走動，一周通常會見上兩三次，甚至更多。有時候他們會來幫我們充實冰箱，知道我喜歡吃水餃，會買桃園在地好吃的水餃帶來放在我們冰箱；有時候是切好的水果；有時候是

岳母自己烤的蛋糕。周末時常一起開車出遊，有時候就近在桃園逛賣場，或是去山上步道走走；有時遠一點去大溪逛花市、逛河濱公園，或到大湖採草莓。遇到下雨天，就在家裡一起玩switch、看串流電影、或玩桌遊。

爸爸跟妹妹每隔幾個月也會來桃園相聚，因為老家已被法院拍賣，過去十幾年我們都沒有一個可以好好聚聚的地方，逢年過節通常只能找間餐廳吃飯，吃完飯聚會也就結束了。現在他們可以來我們家，一起喝酒聊天到凌晨，在家裡過夜，隔天再一起出門走走。

我想幸福也許是和所愛的人相聚的時光。

婚後的過年除夕，依照習俗Angela會跟我一起過，還有我的爸爸、妹妹（但是她也很想跟自己的爸爸媽媽一起）。其中一年的除夕，我表示為什麼要這麼糾結呢？那就大家一起過！那年除夕我們訂了一間位在金山的面海景觀民宿，把家人統統約過

去，當天晚上就這樣一起吃年夜飯一起聊天，看著所有我愛著在乎著的人都笑著聚在一起，這應該是一種幸福。

維持一個家不容易，一定要有愛，但只有愛也不夠。愛不會賺錢，愛也不會打掃，而家庭總會有金錢開支，總有需要做的家務。通常屬於勞力的部分是我做，例如每隔幾天用吸塵器吸一次地板、倒垃圾、洗衣服收衣服、洗床單換床單……勞心的部分是 Angela 負責，例如家庭財務的公費控管和生活用品的採買。每一段時間會來一次全家大掃除，這時候兩人會一起合力，掃除過程總會伴隨各種……夫妻之間的碎嘴？她會唸我什麼東西又沒洗乾淨，或是使用吸塵器時太粗魯又撞到家具留下痕跡。每個月計算公費的時候也免不了一些碎嘴，我們互相說彼此哪裡太浪費，又買了什麼用不到的東西，互相說對方賺太少，現在才得這樣精打細算。

我想幸福也許是能花力氣在雞毛蒜皮的日常。

開刀前我根本沒在算錢，有個大致上的印象，沒有透支太多就好，日常清潔就是維持能生活的程度，根本不在意有沒有撞到什麼家具。雖然復健之後感受到很大幅的進步，但有些部分還是失去了就沒有了。好比到大湖採草莓的時候，要蹲下去依然很辛苦，採完之後要站起來也是。有時候去爬一些比較平緩的山，遇到坡度比較陡的地方也依然很難走過。或有時候，在騎樓遇到比較大的高低差，我還是得想一下要怎麼才走得過去。

每當這種時候，如果 Angela 在身邊，有時候我根本還沒注意到路況，她就已經伸出手來準備讓我抓住。晚餐後坐在沙發上追劇時，我們依然時常伸出手來牽著彼此，儘管只是坐在自己家裡客廳。

和岳父母相處久了，他們慢慢知道我飲食上的喜好，餐桌上愈來愈常出現我喜歡的東西，偶爾一起去賣場採買時，我們都不是在買自己想要的，反而是互相買對方喜歡的。每隔幾個月要回醫院追蹤檢查，考量到我自己搭車有些不便，只要岳父母有空就會開車載我去；也因為我的各種限制比較多，每次家庭討論要去哪裡出遊、要去哪裡用餐時，岳父母總是先問：「去那邊東東可以嗎？」

我想幸福也許是被珍惜。

不只發生在家裡，或許是在臉書上的形象經營有成吧，身邊朋友大多都知道我是個有點機車又意見很多的罕見疾病患者，開刀後這幾年，在工作中我也很常被妥善地照顧著，遇到很多會優先照顧我需求的同事和合作夥伴。知道有人很在乎你、很保護你、感覺到自己被珍惜著，這應該是一種幸福。罕病夫妻的幸福就是：感受生活中的各種美好，常常和家人相聚相處，用心在各種日常瑣事上，相互珍惜彼此。

「因為覺得幸福所以想笑。」
「那就笑出來啊，為什麼要憋著？」

知道有人很在乎你、很保護你、感覺到自己被珍惜著，這應該是一種幸福。

it's dilemma
it's dilemma
it's dilemma

4 - 4

該絕育嗎？

NF2 的基因變異是在第 22 對染色體上，它是顯性基因，遺傳給下一代的機率是 50%。一直以來我遇到的醫生都是這樣跟我說，上網查到的資料也是這樣寫。50%，二分之一，這是一個太高的數字，一想到未來家裡可能會有兩個 NF2 患者需要被照顧，就不能直接賭這個機率生小孩……雖然我很樂觀地認為基因編輯技術二十年後應該就成熟了，到時候可能就可以根治 NF2 了，但這畢竟只是希望，我也沒有根據。

去了禾馨掛號，因為想先評估包括基因篩檢、試管嬰兒等選項，以及大概花費，所以安排了一天諮詢。醫生表示，他們還沒做過 NF2 的案例，只有做過 NF1，但依邏輯，只要能找到我染色體上的 NF2 基因變異點，就做得到胚胎的基因篩檢，挑出健康的胚胎做試管。看過程順利與否，總花費粗估在 30 ～ 60 萬元之間（符合某些標準會有部分政府補助），而第一步就是要先找到我的基因變異點，醫生用的詞是「靶點」。

安排了基因檢測，可能是電影看太多，我本來以為會拔頭髮或是吐口水，結果只是平平凡凡抽血，當下有點失望，覺得少了個新體驗的機會。幾周後檢測報告出來：沒有找到 NF2 變異。

當下我覺得傻眼、覺得莫名其妙，難道我不是 NF2 ？難道我又搞錯了自己的病好多年？冷靜下來後決定三管齊下：首先問盧醫生，我還有可能是其他疾病嗎？其二，問網友，有沒有推薦其他能諮詢 NF2 遺傳相關問題的醫生？其三，再掛一次禾馨的號，聽醫生怎麼解釋這次結果。

盧醫生表示：「你就是 NF2 啊！」此外，網友推薦的醫生表示，驗不到很正常，除非直接驗腫瘤細胞，不然很多都驗不到；胚胎也很難驗到啦！如果想要生小孩就生，提早注意相關症狀，症狀一出現就提早處理，然後等待未來基因編輯技術成熟，這差不多就是目前能做的。

禾馨的醫生仔細說明了基因檢測的限制：第一次使用的是最常用的檢測工具，大約可以驗出 70% 左右的 NF2 類型（我這時候才知道 NF2 的變異又有多種類型）；有另外一種檢測工具可以再驗出另外的 20% 類型，而大約有 8 ～ 10% 的 NF2 變異就是驗不到，至少以目前的檢測技術驗不到。於是，我又做了第二次檢測，使用可以驗出另外 20% 的檢測工具，幾周過後第二次檢測結果出來，還是沒有找到 NF2 變異。所以我是屬於那

8～10% 驗不到的基因變異類型嗎？如果找不到我的基因變異位置，找不到靶點，就沒辦法做胚胎的基因篩檢，無法使用試管的方式來排除遺傳風險。假設想要生孩子的話，眼前只有一個選項：直接生，有 50% 的機率遺傳罕病給他。

我悶悶不樂了好幾天，接著盧醫生寫了一篇貼文說明 NF2 的基因變異狀況，其中我看到一個專有名詞「Mosaic 馬賽克鑲嵌式基因型」。我又再上網做了一番查詢之後，終於了解到更多。NF2 部分來自遺傳，部分來自基因突變，突變機率大約是四萬分之一。突變可能發生在精卵結合的時候，這叫做自發性突變，突變發生在細胞開始分裂之前的最初，所以全身的細胞都會帶有這種突變，驗血也驗得到。也因為 NF2 是顯性基因，自發性突變遺傳給後代的機率就是 50%。這應該就是一路上所有醫生和網路資料都說 NF2 有 50% 遺傳機率的原因。

但還有另外一種比較少見的突變，不是發生在精卵結合的最初，而是發生在胚胎細胞分裂的過程，這種就叫做馬賽克鑲崁型。因為不是在最初就突變，是後面才突變，所以只會有部分細胞帶有突變，而不是全身細胞。所以，有可能在驗血驗不到，但驗腫瘤可能就驗得到。在所有的NF2中，馬賽克鑲嵌型大概占30～33%比例，這類型NF2遺傳給後代的機率就很低，畢竟不是每個細胞都有。但確切的機率我查不到明確數字，只能確定比較低，不確定低多少。以論文中我查到的其中一個研究結果，有十幾對帶有這種馬賽克變異的NF2父母共生了34個小孩，研究當時，在這34個小孩身上都沒有找到NF2相關症狀。馬賽克型因為受影響的細胞比較少，本人的症狀可能會比較不嚴重；但如果遺傳給下一代，被遺傳的就是全身細胞都會帶有NF2變異基因，下一代的症狀可能會比上一代嚴重。儘管我已經被確診NF2多年，但我對這病還有一堆不了解，醫生平常應該也不會隨時去追蹤這些最新研究，畢竟這是罕見疾病，有些醫生一輩子也遇不到幾個NF2患者。

以我的狀況，抽血做了兩次基因檢測都驗不到，表示我的情況可能是以下兩種之一：

1. 我的基因變異是那8～10%超出目前檢測工具檢測範圍的類型（遺傳給後代機率50%）
2. 我是馬賽克鑲嵌型突變，可能要直接驗腫瘤細胞才會找到變異點（遺傳給後代機率很低，但如果遺傳了他會比我更嚴重）

不管是哪一種，都表示我是罕見疾病中又更為少見的類型，目前我已無法再深究下去究竟是這兩種中的哪一種，繼續檢測下去太耗時費力又花錢，接下來的問題就變成然後呢？如果我是第一種，然後呢？如果我是第二種，然後呢？

雖然我很樂觀地認為基因編輯技術二十年後應該就成熟了，到時候可能就可以根治 NF2 了，但這畢竟只是希望，我也沒有根據。

some changes
some changes
some changes

4 - 5

有了一些改變

有一段時間我很愛喝精釀啤酒，尤其喜歡某間歐洲啤酒廠的白小麥啤酒，開完刀身體恢復到差不多的時候，想好好喝個啤酒犒賞一下自己，但之前很喜歡的白小麥啤酒，現在喝在嘴裡卻覺得一點也不好喝了。

以前每次喝酒後我身體的反應都差不多，一開始眉間有點緊，繼續喝下去會開始比較難控制細微動作，再來就會醉倒。開刀後第一次喝酒，喝了好幾杯眉間一點感覺也沒有，我還以為開個刀後酒量變好了。後來發現，怎麼全身軟綿綿沒了力氣？整個人癱倒在椅子上。才知道身體對酒精的反應不一樣了，眉間的緊繃感開刀後沒有了，取而代之的是全身鬆軟無力。

一些口味上的改變，一些體質上的改變，還有一些後遺症，但隨著日子過去，慢慢發現我的改變並不只有這些。很常遇到有人這樣形容我，說我很愛爭，不管是家人、同事、同學、主管、老闆，如果提出一個我不認同的觀點，或是我覺得邏輯有誤的論述，我就會反駁；不一定會動氣，但往往會爭到底。舉例來說，假設同事或主管打算去做一件我已知成功率很低、搞砸率很高，而且明顯有其他更好做法的事情的時候，就算他是我主管（或根本是其他部門的同事），我通常會爭到底，爭到對方承認這做法似乎有點問題，願意認真考慮其他更好的做法為止。

但幾次開刀之後，我發現我竟然不想爭了！現在如果發生同樣的狀況，我依然會提出我的想法，告訴對方我反對的原因，以及我觀察到的更好做法會是什麼。但講完以後就這樣，對方要怎樣做就由他，我不想爭。有點像網路上常見的一張哏圖：「我現在只想遠離一切人事紛擾，就算你說 1 + 1 = 5，我也會說你是對的。」

雖然我還沒走到那個境界，但依然會表明我的想法，聽完後對方想怎麼做是他的事情，我已經不那麼執著於要去改變他人。如果你說 1 + 1 = 5，我會說這應該是錯的，但如果你堅持，那我也不會反對，你開心就好。

為什麼會有這樣的轉變？應該是我對「改變別人」這件事變得比較不在乎了。以前總想說服別人、改變別人。現在，除非這件事會直接影響到我，不然就不關我的事，別人要怎樣是他的選擇。

並非我變得更不在乎他人，也因為我同時也很明顯地感受到自己對人變得更溫柔了。溫柔指的不是講話輕柔或是貼心照顧人，而是我對人更有耐性、更願意同理、也更願意付出時間心力。

有時候會在網路上被一些陌生人詢問問題，通常是專業上或工作上的問題；遇到一些沒頭沒腦的問題時，以前的我當下會看得有點發火，問這什麼鬼問題？誰看得懂？自己不先做點功課？但現在火上來得慢了一點，我會先想他怎麼會這樣問呢？是不是處在很混亂的狀態，所以連要問什麼問題都搞不清楚？我要怎麼引導他問出他真正的問題？

2021 年的時候我執行了一個約喝咖啡計畫，我確實覺得自己的人生經歷應該算相對豐富，同時又擅長思考、整理、和溝通表達，應該可以回答很多人的各種問題，讓他們想得更清晰一點

點。計畫內容是任何人都可以約我喝咖啡，可以面對面問我任何問題，但當然我不保證能回答出正確答案，我只能保證會知無不言、言無不盡，而且會盡量回答出具體的答案。這計畫蠻短命的，本來打算執行一整年，但啟動五個月就遇到三級防疫啟動。問題五花八門，從專業面的開店、行銷、空間運營；也有例如職涯規劃、職場溝通、加密貨幣；甚至有人問我親子教育問題，還有其他疾病的病人跟我聊生病的心情。其中大部分都約在台北，而我已經搬到桃園了，每次得自己花交通費和時間到台北去，而且大部分的咖啡錢都是我自己付，只有少數對方會表示要請客。不管怎麼算在時間或金錢上都不划算，但我那時為什麼會想這麼做？

我想這也許是一種溫柔吧，身為一個病人，一路以來被很多人很溫柔地對待過，我知道被溫柔對待的感覺，所以當我有能力的時候，也想對這世界有所回報。一個病人能對這世界做的並不多，我能回報的大概也就是這些。

知道自己有病之後，時間感變得很不一樣，有好幾年過著衝衝衝的節奏，在這一點上我也觀察到明顯的改變。做事的節奏差不多，差最多的是不做事的節奏。之前我根本沒辦法讓自己不做事，生命都在倒數了還不做事！？常常同時做不只一件事，一邊工作一邊吃飯，一邊看電影一邊想新的企劃，衝衝衝，效率效率效率！現在我不只可以完全不做事，甚至還能享受其中。

可以單純躺在沙發上放空，單純坐在陽台看雲；可以專注地一次只做一件事，躺在地板上聽音樂，就專心聽音樂，或是專心品嘗一杯咖啡，專心地在公園散步。相較於過去總是同時做好幾件事，專心是很美好的體驗，因為專心需要安靜，而安靜需要偶爾放空。隨著生活步調放慢，有愈來愈多能享受放空不做事的時刻，內心愈來愈安靜了。

儘管偶爾依然會焦慮、想到不確定的未來會擔心害怕，但跟開刀前相較，整體而言平靜安靜了很多。我還蠻喜歡這些改變，更安靜的內心很棒，更溫柔地對待他人也很棒，不糾結於改變他人也不錯，至少可以讓身邊的人，在跟我相處時壓力小一點。

為什麼開了幾次刀會造成這些改變？不是很確定這背後的因果邏輯，但我記得在加護病房很痛苦的時候，我對自己說過：「等我出去，一定要對自己更好一點，也要對身邊的人更好一點。」、「出去以後，很多事情我也不要管了，我只要在乎值得在乎的東西。」

我知道被溫柔對待的感覺，所以當我有能力的時候，也想對這世界有所回報。一個病人能對這世界做的並不多，我能回報的大概也就是這些。

just as the way

活成喜歡的樣子

4 - 6

忘記是第幾次住院，那天晚上在醫院陪我的是爸爸，他突然一副要認真跟我說什麼事情的樣子，我好奇地看著他，他說：「東東，你不要想為什麼是你。」

「 ？」

「你不要去想為什麼是你生病，不要去想這東西。」

看著老爸認真又用力地說完這句話，心中覺得有點好笑又感動，感動的是他擔心我心裡過不去，好笑的是他似乎不是很了解他兒子。「我從來不會想，為什麼是我，但我會想為什麼別人沒有病？」我說。在一些感到特別不平衡、不甘心的時候，我會在內心問：「為什麼我要受這種罪？」但這比較算是抱怨，並不是真的在問為什麼。知道自己有病後這幾年，我沒有認真的問過這個問題：「為什麼是我？」不過有時候，遇到一些人對我說：「老天讓你生病一定有祂的意義」、「當上天為你關上這扇門，就會為你打開另一扇窗」、「生病是一種提醒，提醒我們去注意我們真正該在乎的事情」。這些話本身沒有太大問題，但完全忽略病人感受和心情，自顧自地講出硬是要正面思考的話，才是問題。所以，有時候我會想：「既然你這麼懂，為什麼不是你來生這個病呢？畢竟生病對你而言很有意義。」真的只是有時候會這樣想。

大多情況下，我很愛問為什麼：工作中老闆交代的新任務，客戶提出的新需求，我都會問為什麼？想要達成的目的是什麼。對生活中各種大小事也一樣，家人常常被我問得很煩。但為什麼，對於生病我卻不問為什麼呢？我想也許是因為主動／被動的差別。工作和生活中要做任何事，通常是我們主動的選擇，既然是主動的選擇，時間心力又有限，就需要搞清楚目的，才能更有效發揮；但生病是被動接受，對於要不要生病我沒有選擇權，它之於我沒有目的可言。

我認同人生需要意義感，我們都需要一套可以用來詮釋自己人生意義的論述。如果能找到自己認同的意義，就能活得更充實、踏實，每一步都踩得更堅定。對於主動做的人生規劃、設定的目標、策略、步驟，使命和願景很重要，在這種情況下，意義偏向事前賦予。但對於生病這種只能被動接受的事情，我

認為意義是事中或事後的詮釋，在過程中，我還不知道全貌，也無法預測後續發展，這階段沒有使命跟願景可言。如果還在太早的階段就硬要找意義，很可能是一種自我設限，所以我會選擇讓事情發展，一陣子後大概出現一個雛型，再開始詮釋。

也就是說，對我而言，生病之於我的意義在於我事中事後的詮釋，跟問不問為什麼沒有關係。

在還很混沌的初期，對我來說最重要的問題不會是「為什麼（Why）」，而是「How」跟「What」。「生病了，如何活出有意義的人生？」、「我有病，如何活得快樂？」、「我的病不會好，如何活得幸福？」有病是一個新的現實，在新的現實裡必須重新檢視人生目標跟理想的人生樣貌，也必須重新規劃所有事情。現實不同，目標不同，使命願景都不一樣，人生規劃當然也會不一樣，這是「How」，接下來該如何做？這件事沒有寫起來這麼簡單，理解新的現實需要時間，找出新的人生目標，重新想像新的理想人生也需要時間。

還在探索的時候，要想出「How」很難，但只要活得夠久，總有一天我會找到答案。可是行動不能等。

不管再茫然再困惑，世界依然在運轉，而有病的我更不能被拋下，被拋下就真的追不上了。行動不能等！在一切都還不確定，也還沒有明確規劃的時候，眼前我要做什麼？有什麼事是現在的我可以做的？這是「What」的問題。眼前，我最優先的問題是「How」和「What」，要回答這兩個問題都不容易，我根本沒有空去問為什麼是我，就算這問題可能真的很重要。

有病之後，有時候會聽到一句話：「生病是上天的禮物」。

有可能是因為大家的病況都不一樣，以我來說，我並不認同這句話。禮物至少要是有點美好的，但我的病不怎麼美好，它讓我既有的人生崩潰，帶來大量的困擾和痛苦，造成一些會持續終身的不便，甚至可能會縮短我的生命，這樣的東西可以算是禮物嗎？生病當然不全然是負面，也有一些正面影響，例如生

病讓我更專注，因為心有餘但力更不足，當然必須更專注在更重要的人和事上。生病也給了我一些特權，讓我可以對有些人有些事，更直接了當地說不要，讓我吵架幾乎不會輸。生病讓我身邊的人，更願意表達他們對我的關愛與珍惜。

就算把這些都算進去，我還是覺得生病就是生病而已。頂多說生病是個機會，讓我重新檢視、規劃，過不同人生的機會，用不同的方式過得幸福的機會。機會是中性的，它會長出甜美或酸澀或腐臭的果實，取決於我們有沒有把握住它，以及後續的應對。好機會不一定就會有好結果，機會就是機會而已，好壞取決於我們自己，和一點運氣。人生很難，不管對誰來說應該都不容易，但如果有病的話，人生又會更難一點。

我總覺得人生很難，在還不知道自己有病之前就這麼覺得了。對我來說，人生之所以難，主要是因為兩個原因：「不確定性太高」跟「想要的太多，但能付出的太少」。

考完大學聯考要填志願時，老爸希望我填當時的熱門科系，我跟他說：「等大學畢業＋當兵退伍＋出社會磨兩、三年，都十年了，現在的熱門科系會是十年後的職場熱門嗎？」老爸表示有道理，但我也沒在管熱門不熱門，而是填了我自己想念的心理系。高中時跟同學去華納威秀看電影，當時的信義計畫區還是一片草，二十年後的現在，是台北市最繁華的商業區，相較之下，當時繁華的東區現在則逐漸冷清。

和 Angela 在做買房的財務計算時，通常夫妻會用兩人總收入計算，例如，房貸最好不要超過兩人總收入的四成（一般是說不要超過三成，但這愈來愈難了）。考量到我根本不知道自己還能工作多久，而房貸一貸就是 30 年，所以在計算時，是用 Angela 一個人的收入也能繳得出房貸去做計算。生孩子也是，一般人生小孩會遇到的問題我們也可能會遇到以外，還得把遺傳罕病也考慮進去，也得考慮到我可能甚至抱不動小孩。

人生有太多不確定性，家人的身體健康、目前身處的產業、任職的公司、談感情的對象、你的投資標的或大環境……，幾年前，我們可曾想過會有一場幾乎摧毀旅行業和餐飲業的疫情？

因為有病，人生不確定性更高了。通常，如果飲食均衡、作息正常又適度運動，可以預期自己一、兩年後的身體狀況會比現在更好，但我不是，就算統統都做到，也不知道會不會有腫瘤又從哪裡冒出來，又壓到哪條神經？有病讓不確定性更高，人生更難了。再怎麼清心寡慾，人想要的東西還是很多：健康的身體、跟家人朋友親密的關係、自己的時間、跟社會的連結、舒適的環境……每件事都有代價，都需要付出一些成本。小孩子才做選擇，大人全部都要。我們全部都想要，卻無法付出那麼多，所以人生很難，總是要取捨、要妥協。因為有病，資源更緊繃，能付出的更少，人生更難了。「不要去想為什麼是你生病，不要去想這東西」，對老爸來說，我應該是個叛逆的兒子吧，但這一次難得，我很聽話，有病的人生太難了，我真的沒有空去想為什麼是我。

大約在知道自己有病的一年後，已經開店幾個月，在生病和創業的雙重壓力之下，那段時期的心理狀態頗為黑暗，當時有一部電影給了我很大的力量，在電影院看得淚流滿面，是一部動畫片〈腦筋急轉彎〉。會去看這部電影，主要是因為我是心理

系畢業，對所有跟大腦有關的東西都有興趣，在看之前，還不知道當中竟然有當時我正在尋找的答案。

跟電影中主角的狀況很像，自從確診後，腦中的樂樂跟憂憂就離家出走了，我快樂不起來，也哭不出來，感覺愈來愈麻痺，說出口的話常常帶著一點酸或一點怒。當劇情走到主角腦中的核心崩塌，我想到在醫院確診的那一刻，從那刻起，我既有的人生就崩塌了，原本的目標跟價值一個一個垮掉。如果全部都崩塌了要怎麼辦？

我自問這個問題快一年，也等著電影給我答案。電影裡給的答案是：讓悲傷接手，讓情緒交融，重建新的核心。當主角腦中開始誕生交融著不同情緒的記憶球，新的核心被建立起來，就是在那一刻，我哭出來，也知道下一步要怎麼辦了，這部電影療癒了當時的我，給我很大的力量去面對有病的人生。

確診至今已經八年了，時至今日，我還是不知道生這個病對我而言有什麼意義？也許終其一生我都不會知道。有病是一個新的現實，現實只是背景，背景當然沒有什麼意義，應該要有意義的是人生。不管有病沒病，我都應該要活出有意義的生命，只是在不同的現實裡，會有不同的意義；不管有病沒病，人生中都充滿難題，各種待解決的問題、待跨越的難關，也都需要詮釋生命經驗後找到自己的生命論述。雖然我說生病對我而言不是禮物，但它有沒有改變了我什麼或帶給我什麼啟發？有沒有帶給我一些生命中的美好時刻？當然有！

可是就算沒生病，也會有其他事情來改變我和啟發我，也會有其他的美好時刻。有些事情，有病沒病差很多，例如不確定性的高低、生活成本的高低、做許多事情的門檻高低……但另外一些事，有病沒病沒什麼差別，例如我們都想要活得快樂，都想要有充實且有意義感的生命。

面對不同現實設定不同目標，並用不同的方式達成，但生病……就是生病而已，是一個我必須面對的現實背景，雖然它常常不甘於當一個背景，也常常跳出來搞點事刷刷存在感，但它依然是背景，我人生的意義不該由背景來賦予，應該要由我自己來詮釋與創造。我依然覺得「為什麼是我生病」並不重要，相較起來我更常問自己「How」和「What」的問題。

在這個有病的現實裡，什麼之於我依然是重要的？儘管有病，什麼目標我依然想要追求？如何實現這些目標？有些事有答案，有些事沒答案，在充滿未知的情況下，什麼是眼前的我可以做的？如果有病就是我的現實，如果人生就是這麼難？如何把人生活成喜歡的樣子？

我認同人生需要意義感，我們都需要一套可以用來詮釋自己人生意義的論述。如果能找到自己認同的意義，就能活得更充實、踏實，每一步都踩得更堅定。

seize the day

seize the day

seize the day

後記

勇敢去愛，
把握當下

Angela 鄭詩瑜

「有病」曾經是離我很遙遠的事，很幸運地從小就是個健康寶寶，家人親友也大多活的平安順遂；我曾經以為人生可以簡單幸福，直到我遇見東東。

喜歡上一個有病的人，愛上一個人生很難的人，我的人生也從簡簡單單變得複雜又艱難。

認識東東的時候他就已經有病了，不知道沒病的他是什麼樣子，在當時我的眼中，他總是在檢視自己、否定自己，就算只是一件很簡單的事情，也會抽絲剝繭、層層分析挖掘到最深處，好像不知道什麼是放過自己或放過別人，個性有些敏感也有點尖銳。起初，我也不知道該怎麼跟有病的他相處，有時想真心安慰他而說出來的打氣話語：「加油」，卻也會惹毛他。

我身旁朋友對東東的第一印象幾乎都是：有點憂鬱、負面、憤世嫉俗，就連我們交往的前兩年，其實我也是一直這麼認為的。直到多年磨合、更認識他之後，才發現他可能已經是我認識的人中，最努力生活又樂觀的人，他讓我看見，什麼是遇到困境還能繼續靠著自己努力並且正直的好好活著。

認識他之後的這幾年，我的人生從簡單變得複雜，開始了解事情不是非黑即白，開始面對正視自己的缺點，學習如何站在不同角度去理解他人，雖然生活上很多地方看似我在照顧他，反而是他給我更多的力量好好深刻地活著。

陪伴很辛苦，但不要委屈自己。

但這幾年依舊是辛苦又艱難的。有病曾經離我很遠，但現在它成了我的日常，我必須去了解 NF2 這個罕見疾病，必須試著理解病人的心情和需求；但同時我也是第一次當病人的陪伴者，我第一次和有病的男朋友交往，第一次和有病的老公經營婚姻，我也必須理解陪伴者的心情和需求，同時又不想委屈自己。

陪伴者的辛苦，除了要身體力行去照顧病人的不舒服和各種需求、得不斷跑醫院外，對於我最難消化的是面對病人的情緒，時常有無妄之災；雖然這是我選擇與他相伴的結果，但陪伴者也有權力能生氣、也要有發洩情緒的管道。面對這一切，我沒辦法時時刻刻以正面樂觀的態度來面對，還好也不需要這樣。

剛好在東東最嚴重的腦部手術那次，我正面臨工作上新的挑戰，同時我的爸爸突然有狀況，也面臨生死關頭的手術，當時的我壓力巨大，在工作、林口長庚、桃園醫院之間，蠟燭三頭燒。我永遠記得，當時在加護病房的東東非常脆弱，他一看到我，馬上緊握我的手並潰堤大哭，而當時的我也很脆弱，雖然我是那個健康的陪伴者，但我也曾緊握病床上東東的手並潰堤大哭。

雖然他才是有病的人，但我也有需求和情緒。當我們選擇繼續陪伴彼此，我期待的是彼此互相扶持，要讓病人伴侶知道我的所有狀況，在各自能付出的部分努力。儘管這個過程真的很累、有時不免心力交瘁，未來無法保證能一直堅持，但如果有重新來過的機會，我想我還是會選擇走這一遭。

這和我原本想的幸福人生完全不一樣，遠比我以為的辛苦，流了比想像中更多的汗和更多的淚，但也可能就是因為流過這些汗和淚，現在的笑才更顯得深刻。雖然我們聊天時常常會責怪這個病讓我們的人生變得好難，但想想東東說的也沒錯，很多問題都跟有病沒病無關，就算他沒病，我們也會有其他的人生難題，每個人都以不同的形式有著不一樣的人生體驗，而我們也努力用我們的方式經營著屬於我們的幸福。

他讓我看見，什麼是遇到困境還能繼續
靠著自己努力並且正直的好好活著。

人生很難，
就想活成喜歡的樣子

作者｜吳東軒
封面設計｜楊啟巽工作室
內頁設計｜楊啟巽工作室
內頁排版｜楊仕堯
責任編輯｜張釋云
行銷企劃｜涂紹慈

發行人｜蘇世豪
總編輯｜杜佳玲
主編｜張釋云
美術編輯｜林雨柔
法律顧問｜李柏洋

地址｜台北市大安區和平東路三段 66 號 2 樓
出版發行｜是日創意文化有限公司
總經銷｜大和書報圖書股份有限公司

初版二刷｜ 2023 年 6 月 1 日
定價｜ 380 元

國家圖書館出版品預行編目(CIP)資料

人生很難，就想活成喜歡的樣子／吳東軒作 .
-- 初版 -- 臺北市：是日創意文化有限公司 , 2023.01
面；公分 .
ISBN 978-626-95561-5-1（平裝）

1. CST：罕見疾病　2. CST：病人　3. CST：通俗作品

415.18　111019098